AF284883

Viviane Mathes

Die gemeinsame Reise zu den Sternen

Ratgeber für Betroffene und Nicht-Betroffene von
Sternenkindern

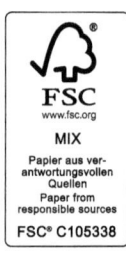

Impressum

©2022, 1. Auflage
Bibliografische Informationen der deutschen Nationalbibliothek:
Die deutsche Nationalbibliothek verzeichnet diese Publikation in der deutschen Nationalbibliografie. Detaillierte bibliografische Daten sind im Internet über dnb.dnb.de erhältlich.

Alle Rechte vorbehalten: Viviane Mathes
Text: Viviane Mathes
Satz: Karolina Schucht
Umschlag: Miriam Fust & Viviane Mathes
Lektorat: Karolina Schucht
© 2022 Viviane Mathes

Herstellung und Verlag: BoD – Books on Demand, Norderstedt
www.BOD.de
ISBN: 9783756294985

Während andere Kinder laufen lernen,
lernen unsere Kinder mit den Engeln zu fliegen.

Für meine Tochter Emilia,
die ich stets in meinem Herzen trage

Inhalt

In Gedenken an Emilia und die Sternenkinder,
die bei ihr auf den Wolken sitzen
und auf ihre Eltern hinabblicken.

Fremdwörterverzeichnis

Amniozentese: Bei dieser Untersuchung wird durch die Bauchdecke der Mutter eine Fruchtwasserprobe entnommen. Diese wird in einem Labor angelegt und auf Anomalien/Gendefekten/Chromosomenstörungen untersucht.

Anenzephalie: Gendefekt, bei dem die Schädeldecke nicht geschlossen und/oder nicht vorhanden ist. Schwerste Form der Fehlbildung des Neuralohrdefektes. Diagnose: nicht überlebensfähig.

Chorionzottenbiopsie: Hier wird von der Plazenta (Mutterkuchen und Versorgung des Ungeborenen) eine Probe durch die Bauchdecke genommen und auf Anomalien/ Abweichungen untersucht.

CTG: Aufzeichnung der Herztöne des Kindes in der Schwangerschaft. Geben Auskunft über die Verfassung des Kindes. Aufzeichnungen erfolgen über die Bauchdecke der werdenden Mutter.

Degum I-III: Deutsche Gesellschaft für Ultraschall in der Medizin, Zusatzqualifikation eines Gynäkologen. Für die Feindiagnostik muss ein Arzt mindestens die Degum Stufe II erreicht haben.

Einleitung der Schwangerschaft: Durch Gabe von wehenfördernden und/oder vorbereitenden Medikamenten, in Form von Hormonen, wird die Geburt des Kindes ausgelöst.

ET: Entbindungstermin; laut Tabelle errechneter Geburtstermin eines Babys.

Harmony-Test: Beim Harmony-Test werden speziell nach den Gendefekten: 16/18/21 gesucht. Eine andere Ausführung des Harmony-Tests kann mit Geschlechtsbestimmung gemacht werden.

Hydrops fetalis (Generalisierte Flüssigkeitsansammlung):
Eine generalisierte Flüssigkeitsansammlung im Baby. Das betroffene Baby leidet dabei an einer Bauchwassersucht. Hier sammelt sich das Wasser in der Bauchhöhle an, dies führt später zu Atembeschwerden und Atemnot. Diese Wasseransammlungen können auch in anderen Weichteilen des Körpers auftreten, zumeist in zwei Komponenten.
Eine Behandlung ist in den meisten Fällen *möglich* muss jedoch nicht von Erfolg geprägt sein. Die Überlebenschancen stehen je nach Stadium des Hydrops fetalis von Überleben zu Nicht-Überlebensfähig.

Kreißsaal: Räume in einem Krankenhaus, in denen Kinder auf die Welt kommen.

Nicht überlebensfähig: Gestellte Diagnose eines Arztes, bei der das Kind nicht lebensfähig ist. Schwerste Fehlbildungen führen dazu, dass der Körper die lebenswichtigen Funktionen außerhalb des Mutterleibes nicht ausführen kann.

Nackenfaltenmessung: Bei dieser Untersuchung wird die Nackenfalte des Fötus vermessen. Sollte der Wert Abweichungen von der „Norm" ergeben, kann dieser eventuell ausschlaggebend für Gendefekte oder Chromosomenstörungen sein.

Passive Sterbehilfe: Medikamentöse Gabe von Schmerzmitteln bei Neugeborenen zur Erleichterung des Sterbeweges.

Organscreening: Das Organscreening wird innerhalb der zweiten, großen Ultraschalluntersuchung durchgeführt. (18+0-21+0) Hierbei werden gezielt die Organe des Ungeborenen angesehen und kontrolliert.

Schwangerschaftsabbruch: Beendigung einer Schwangerschaft vor der errechneten 14. SSW.

Schwangerschaftstest: Test, der mithilfe des HCG-Hormones nachweisen kann, dass eine Frau schwanger ist.

Spätabbruch: Beendigung der Schwangerschaft nach der errechneten 14. SSW.

SSW: Schwangerschaftswoche

Sternenkinder: Kinder oder Babys, die nicht mehr leben und von ihren Eltern und deren Angehörigen vermisst werden.

Stille Geburt: Eine Geburt, bei der das Kind nicht mehr lebt und nicht schreien wird, wird als sogenannte *Stille Geburt* bezeichnet.

Triploidie: Chromosomenstörung des Kindes. Verschiedene Varianten möglich. Diagnose: Nicht überlebensfähig.

Trisomie: Gendefekt. Formen: Trisomie 13/16/18/21. Bei diesem Gendefekt fehlen den Kindern Chromosomen. Diagnose: Nicht überlebensfähig: Trisomie 13/16. Überlebensfähig: Trisomie 18/21

Die gemeinsame Reise zu den Sternen

Eines Tages begann die Reise,
in der Nacht und auch ganz leise.
Ein kleiner Stern stieß sich vom Himmel
ab,
in seiner ganzen Pracht und auch ganz
sacht.

Der lange Weg zum Ziel,
vielleicht war dem Stern das doch alles zu
viel?
Doch die Ankunft gelang,
eine neue, gemeinsame Reise begann.

Das Sternchen übte jeden Tag,
Es wurde wirklich richtig stark.
Als eines Tages, ach du Schreck,
das kleine Sternchen sich nur noch ver-
steckt.

Es will sich nicht zeigen,
will nur noch verweilen,
mag wieder hoch am Himmel stehen,
und all die anderen Sternchen leuchten sehen.

So flog das Sternchen wieder in den Himmel hoch,

seine Eltern findet dort nun Trost,
denn auch das Sternchen kann vermissen,
das müsst ihr als Eltern alle wissen.

In Gedenken an alle Sternenkinder dieser Welt und deren Eltern, die zurückbleiben.

1. Sternenkinder

n diesem Buch dürft ihr kreuz und quer lesen.
Es wurde nicht ausschließlich nach Seitenzahlen oder
Kapiteln geschrieben, sondern nach Interesse, Hilfestel-
lungen und Erzählungen sortiert.

„Was sind Sternenkinder?", lautet meine erste Frage an
euch. Vielleicht gibt es unter den Lesern schon einige, die
mit diesem „Begriff" etwas anfangen können. Für den Rest
werde ich nun für den Anfang näher darauf eingehen.

Viele von uns sind Theoretiker. Für fast alles möchten
wir eine Erklärung finden und suchen teilweise so lange danach, bis wir eine gefunden haben. Doch gibt es wirklich für
alles eine Erklärung?

Der Begriff **Sternenkinder** hat seinen Ursprung von der
kindlich-religiösen Vorstellung. Früher wurden tote Babys
als Missgeburten oder Fehlgeburten bezeichnet – gut, dass
dies heute nicht mehr (oder nur teilweise) der Fall ist. Ich
persönlich finde die Vorstellung falsch, mein Kind als solches zu bezeichnen, denn Eltern lieben ihre Kinder, auch
wenn das Kind eine Behinderung hat oder „besonders" ist.

Im Koran gibt es eine wundervolle, kleine Geschichte
zum Tod eines Kindes: *Wenn ein Kind stirbt, dann nimmt
Gott/ Allah die Seele des Kindes mit. Dabei ist er sehr vor-
sichtig und es soll so sein, als würde er eine Feder mit in den
Himmel nehmen. Diese schwebt dann an seinem Finger gen
Himmel hinauf.*

Es gibt viele dieser kindlich-religiösen Vorstellungen.
Eine andere wiederum besagt: *Wenn ein Kind oder ein Baby
stirbt, dann löst sich die Seele in tausend kleine Schmetterlinge auf und fliegt in den Himmel.*

Ich bin ein großer Fan des Buches *Der kleine Prinz.* In diesem sagte der kleine Prinz einmal zum Fuchs: *Wenn du bei
Nacht den Himmel anschaust, wird es dir sein, als lachten*

alle Sterne, weil ich auf einem von ihnen lache. Du allein wirst Sterne haben, die lachen.

Antoine de Saint-Exupéry, der Autor dieses Buches, traf damit meine eigene Vorstellung. Wir Eltern vermissen unsere Kinder sehr und suchen deshalb immer wieder, vor allem am Anfang, nach einem Ort, wo sich unser Kind nun befindet. Nun stelle ich mir immer vor, dass meine Tochter auf einem Stern lebt, es ihr gut geht und sie lacht.

Interessehalber fragte ich eine Suchmaschine des Internets nach dem Wort „Sternenkind": *Zitat: Als Sternenkind, seltener als Schmetterlingskind oder Engelskind, werden verstorbene Kinder bezeichnet, insbesondere wenn sie vor, während oder bald nach der Geburt verstorben sind. Der Begriff wurde mit der Zeit immer mehr für früh verstorbene Kinder verwendet.*

Ich habe lange über diese Definition nachgedacht. Nun ja, „früh verstorbene Kinder"… Was genau bedeutet dieser Ausdruck? Die Zeitangabe hat mich tatsächlich etwas geärgert. Nicht jede Mutter oder jeder Vater eines Sternenkindes hatte die Möglichkeit, sein Kind lebend kennenzulernen. Aufgrund dessen überlegte ich mir eine eigene Definition: *Sternenkinder sind Kinder oder Babys, die sich nicht mehr bei ihren Eltern befinden. Ein Kind, welches starb und die Zukunft nicht (er-)leben kann.*

Viele Menschen wissen leider gar nicht, was Sternenkinder sind. Als ich einmal mit einem guten Freund sprach und diesem von meiner verstorbenen Tochter erzählte, erwähnte ich sie als Sternenkind. Er sah mich verwirrt an und fragte, wieso ich meine Tochter so bezeichnen würde. Ich erklärte ihm meine „Theorie" und sagte: „Meine Tochter starb, doch jetzt befindet sie sich, in meiner Vorstellung, auf einem wunderschönen Stern."

Eine Zeit lang sah er mich verwirrt und mitleidig an und sagte: „Ich weiß nicht, was ich sagen soll."

„Gar nichts", antwortete ich lächelnd. Immerhin hatte er ehrlich gesagt, was er meinte, das war das Wichtigste.

Zum Ende unseres Dialoges hin erwähnte er dann, eher beiläufig: „Die Vorstellung ist aber sehr schön, dass deine Tochter auf einem Stern sitzt."

Ich denke: Viele unserer Mitmenschen können unseren Schmerz nicht verstehen, doch vielleicht ist es manchmal hilfreich zu wissen, was unsere Sternenkinder – und uns – ausmacht.

Ärzte wissen im Allgemeinen, was ein Sternenkind ist. Doch vielleicht gibt es unter den Nicht-Betroffenen, die dieses Buch lesen, einige, die mit diesem Begriff nichts anfangen können?

Wichtig ist eines: Sternenkinder sind Kinder oder Babys, die von ihren Eltern sehr geliebt werden.

Viele können gar nicht verstehen, warum Eltern und Betroffene über ein Sternenkind trauern. Da ihr nun wisst, was ein Sternenkind ist, könnt ihr ein wenig nachvollziehen, wie sich Eltern fühlen. Ein Sternenkind bringt immer Trauer und Kummer mit sich. Ein Sternenkind gehört(e) zur Familie, war für die Eltern ein Teil von ihrem Leben und wird vermisst. Wir befinden uns mitten auf der Reise zu den Sternen. Wie ihr wisst, werden wir den Tod alle einmal kennenlernen. Selten machen wir uns Gedanken darüber, oft erst dann, wenn wir etwas älter sind. Wenn wir einschlafen, verschwenden wir keinerlei Gedanken darüber, ob wir am nächsten Morgen wieder aufwachen. Die Eltern eines Sternenkindes denken oft an den Tod, denn er ist Teil von ihrem Leben und von dem ihres Kindes. Ein Sternenkind bringt immer Trauer mit sich und die Anfangszeit ist sehr schwierig für alle Eltern. Inzwischen gibt es Wege und Möglichkeiten, sich helfen zu lassen. Viele Angehörige, Verwandte oder Bekannte sind der Meinung, dass man es einfach akzeptieren sollte, dass das Kind nicht mehr lebt – man kann es nicht rückgängig machen.

Dazu sage ich immer: „Ich werde niemals akzeptieren, dass meine Tochter nicht mehr lebt, doch ich musste es annehmen und es wie eine Art Türe sehen. Wenn sich eine Türe schließt, wird sich die nächste öffnen."

Doch eines sage ich auch dazu: „Verschließt eure Augen nicht für die Trauer der Eltern. Sie haben einen Sohn, eine Tochter, ein Familienmitglied, einen Menschen, ihr Kind verloren und haben das Recht darauf, traurig zu sein und ihrem Kummer Ausdruck zu verleihen."

Ich fordere mit diesem Buch und den Seiten und Geschichten, die hier gedruckt wurden, auf: Sprecht. **Redet über unsere Kinder, die nicht mehr leben.** Für uns haben sie gelebt und bleiben für immer in unseren Herzen. Wir mussten alle einen Verlust verkraften, wir haben eine geliebte Person oder sogar mehrere verloren und unser Kind/unsere Kinder sind Menschen wie du und ich.

Nehmt das wahr und fangt an, zu verstehen.

2. Warum?

„Warum?" ist eine der häufigsten Fragen auf der Welt.

So nun: „Warum schreibe ich dieses Buch und warum über das Thema Sternenkinder?"

Bevor ihr nun anfangt in diesem Buch zu blättern, müsst ihr einiges über den Inhalt des Buches wissen. Alles, was ich aufgeschrieben habe, ist wahr und ich habe kein Blatt vor den Mund genommen.

Die gemeinsame Reise zu den Sternen richtet sich nicht nur an Eltern, die ihr Kind verloren haben, sondern auch an die, die in ihrem Umfeld mit dem Thema arbeiten. Hebammen, Ärzte, Trauerbegleiter, Organisationen und Stiftungen wirkten in diesem Buch mit und engagieren sich für die Verbreitung der Geschichte der Sternenkinder.

Eines ist noch speziell: Die Seiten richten sich auch an Menschen, die sich die Hände vor das Gesicht halten und dem Thema Sternenkinder bis jetzt aus dem Weg gegangen sind. Viele Menschen der heutigen Gesellschaft übergehen dieses Thema und sind der Meinung, dass Kinder, die nicht lebend oder tot auf die Welt kommen, keine Bedeutung haben. Daran möchte ich etwas ändern!

Natürlich darf jeder in diesem Buch lesen, denn es ist nicht nur mit Hass, Schmerz und Trauer geschrieben worden. So viel Liebe floss in jede einzelne Seite. Ich möchte hiermit Augen öffnen und Hände von Gesichtern reißen.

Meiner Meinung, und auch der vieler Organisationen und fachbezogenem Personal nach, sollten viel mehr Personen an diesem Thema teilhaben. Menschen sollten der Thematik, mit der sich dieses Buch beschäftigt, nicht aus dem Weg gehen, sondern sich damit auseinandersetzen.

Auch werdende Mütter und Väter, die eine schwerwiegende Diagnose für ihr Kind bekommen, sollten die Möglichkeit haben, sich genauestens zu informieren und beraten zu lassen. Aus eigener Erfahrung kann ich nämlich sagen, dass nicht alle Ärzte den Wunsch hegen (oder sich gefühlt keine Zeit nehmen), die Eltern zu informieren oder über ihre Möglichkeiten aufzuklären. Leider verschieben wir in Deutschland immer wieder die Möglichkeiten der Informationen. Wir bekommen nur das erzählt, was man uns letztendlich erzählen soll. Über andere Dinge werden wir im Unklaren gelassen.

Vielleicht können nach diesem Buch einige von euch das Wissen darin und die Erfahrungsberichte nutzen und weitergeben.

Hinzu kommt, dass alle hier erwähnten Vereine, Organisationen und Personen eine Frage beantworten: *Was kann ich, als (Nicht-)Betroffener, Angehöriger oder Freund, in solch einer Extrem-Situation machen und wie verhalte ich mich?*

Viel häufiger sollte in unserer heutigen Gesellschaft über das Thema Tod von Sternenkindern gesprochen und darauf eingegangen werden.

Wenn werdenden Eltern das Kind verstirbt oder Eltern das Kind stirbt, werden Freunde und Familie in zu vielen Fällen zu Bekannten. Wenn es geschieht, dann leider meist durch Unwissenheit und Angst.

Ich bin ehrlich: Auch ich wusste früher nicht, wie ich mich verhalten soll. In meiner eigenen Familie gab es einen Todesfall. Die Frau meines Großonkels brachte eine schwerkranke Tochter auf die Welt (Trisomie 16) und diese verstarb kurz nach der Geburt.

Als ich die Mutter ein halbes Jahr später auf der Straße traf, mit ihren zwei lebenden Kindern, konnte ich nichts äußernoder mein Beileid ausdrücken. Das tat mir unglaublich leid.

Am liebsten hätte ich gesagt: Es tut mir leid, denn ich bin auch Mama. Aber ich traute mich nicht, es erschien mir unangemessen.

Inzwischen denke ich anders darüber: Hätte ich damals schon gewusst, wie sehr es schmerzt, sein Kind in den Himmel ziehen zu lassen, hätte ich gesagt: „Egal was ich nun sage, es wird immer weh tun, aber ich bin in Gedanken bei dir."

Aus Fehlern lernt man und inzwischen führte ich ein sehr ausgiebiges Gespräch mit der Dreifach-Mama, deren eines Kind immer in ihrem Herzen wohnt.

Alle hier erwähnten Personen, Vereine und Stiftungen gaben mir ihre Erlaubnis, über sie zu schreiben. Es fühlte sich an, wie in kaltes Wasser zu springen und sich dem Thema Tod, Angst und Schmerz zu stellen.

Für mich war es das Schlimmste, zu sehen, durch wie viel Schmerz und Trauer die einzelnen Personen gehen mussten. Oft kamen Unverständnis und die Uneinsichtigkeit von Nicht-Betroffenen und Ärzten hinzu, was alles noch schlimmer machte.

Trauer ist ein sehr wichtiger Punkt, wenn es um den allgemeinen Verlust geht. Bei Sternenkindern ist dies nochmal ein weit größerer Aspekt. Wir Menschen sind alle sehr unterschiedlich. In unserem Charakter, wie auch in unserer Psyche und Art.

Nathalie Himmelrich schrieb dazu in ihrem Buch (*Trauernde Eltern*, im Englischen: *Griefing Parents*): *Man kann keine Anleitung für Trauer verfassen, denn jeder trauert auf seine eigene Weise.*

Wir gehen im Leben alle unseren „eigenen" Weg, doch nun können Menschen, die dieses Buch lesen, einige von uns begleiten. Ihr könnt euch ein Bild über Trauer und ihre verschiedenen Wege machen. Ebenso werden in diesem Buch verschiedene Stiftungen und Vereine vorgestellt, die sich speziell mit dem Verlust von Kindern beschäftigen und von denen auch ich einiges lernen durfte.

Die Hektik ist eine grenzenlose Straße, auf der viel zu oft überholt wird.
  -Viviane Mathes

Es gibt nicht nur Hilfen für Paare und Betroffene, sondern auch für Personen, die kein Sternenkind haben, aber zum Umfeld der Betroffenen gehören. Hier kommt eine entscheidende Frage auf: „Was macht Trauer mit den Eltern? Und warum empfinden diese so?"

Auch, wenn das jetzt radikal klingt: Jedem kann der Tod eines Kindes passieren.

Hier werde ich auch die Geschichte von mir und meiner Tochter erzählen. Denn nun kommen wir zu der Antwort auf die Frage ganz zu Anfang: **Warum**?

Durch meine Tochter entstand dieses Buch. Sie war der ausschlaggebende Punkt, dass ich wieder anfing zu schreiben. Durch ihren bevorstehenden Tod packte mich so eine Wut, über Unverständnis in der Familie bis hin zu Kontaktabbrüchen, dass ich aufklären wollte, was es bedeutet, sein Kind zu verlieren.

Verwandte sollen verstehen, was Angehörigen helfen kann und was nicht. Mediziner und Hebammen müssen verstehen, was Betroffenen in diesen Situationen helfen kann und Betroffene müssen wissen, wo sie Hilfe finden. Vor allem möchte ich mich noch einmal kurz an die Mediziner unter euch wenden:

Wir Mütter und Väter lieben unsere Kinder, egal, ob behindert, tot oder ungeboren und zum Tode verurteilt und wir wünschen uns Sensibilität von euch. Wir, die Betroffenen, möchten niemanden verurteilen, weil er oder sie eine bestimmte Entscheidung getroffen hat oder ein Arzt/Hebamme sich nicht konform verhielt. Nein. Wir möchten euch die Augen öffnen und *zeigen,* was uns verletzt oder geholfen hat.

Ob ihr euer Kind auf natürliche Weise gehen lassen musstet oder ein Abbruch stattfand: Es ist eure eigene Trauer. Niemand sollte sich das Recht herausnehmen und sagen, was richtig oder falsch ist.

Wir alle haben unseren ganz eigenen Pfad beschritten und unsere ganz persönliche Geschichte dabei erlebt. Jede Meinung sollte akzeptiert und jeder Glaube toleriert werden.

Ich bin nur meine eigene Expertin durch meine eigene Trauer geworden. Wie ihr letztendlich trauert, ist euer Weg, den ihr nicht alleine gehen müsst. Wenn ihr Hilfen und Angebote braucht, so lasst sie euch geben. In den letzten Kapiteln wird ausführlich über Hilfsangebote berichtet.

3. Verschiedene Diagnosestellungen und Gesetzeslage

ch möchte zuvor auf die Diagnosestellungen von Babys im Mutterleib eingehen. Falls ihr Betroffene seid und schon Fachwissen über „Krankheiten" gesammelt habt, könnt ihr dieses Kapitel auch gerne überspringen.

In Deutschland gibt es verschiedene Arten der Diagnosestellung von Babys, oder, wie Ärzte in diesem Bereich immer so gerne sagen: *Föten*.

Viele Gendefekte oder „Mängel" (an dieser Stelle merke ich an, dass ich ab nun Besonderheiten für das Wort Defekt verwenden werde) lassen sich in der heutigen Zeit schon vor der 12. SSW feststellen. Doch viele Besonderheiten oder Krankheiten bleiben bis zur 20. SSW unentdeckt. Dies muss nicht am behandelnden Gynäkologen liegen; meistens liegt es daran, dass es mehr Krankheiten und Besonderheiten gibt, als manche vielleicht denken mögen. Zudem lassen sich gewisse Merkmale erst zu einem späteren Zeitpunkt diagnostizieren, da diese zuvor im Ultraschall nicht erkennbar oder nachweisbar sind.

Die Medizinstudien und Möglichkeiten sind in Deutschland schon weit fortgeschritten. Inzwischen gibt es unter anderem auch Möglichkeiten, das Kind schon in der bestehenden Schwangerschaft zu operieren und Besonderheiten oder Krankheiten zu behandeln.

Doch fangen wir von vorne an:
Wenn eine Frau feststellt, dass sie ein Kind erwartet, geht sie zum Arzt. Dieser stellt eine bestehende Schwangerschaft fest (wenn das Herz des Kindes schlägt). Die regulären Vorsorgeuntersuchungen finden im Abstand von vier Wochen statt. Vorsorgeuntersuchungen setzen sich aus

dem Abtasten des Höhenstandes der Gebärmutter und der Kontrolle des Muttermundes zusammen. Drei große Ultraschalluntersuchungen sind ebenfalls angesetzt.

Auch bei der werdenden Mutter wird auf die Gesundheit geachtet. Wenn der Herzschlag beim Baby festgestellt wird, dann wird der Mutter Blut abgenommen und dieses wird auf bestimmte Werte kontrolliert (Eisen, Blutgruppe, HCG-Gehalt u.v.m.). Schon diese Werte können aussagekräftig für eine „Störung" der bestehenden Schwangerschaft sein.

In den Schwangerschaftswochen 9 –12, 19–21 und 29–32 wird ein regulärer Ultraschall empfohlen. Bei diesem kontrolliert der Frauenarzt Gewicht, Größe und kann bereits Auffälligkeiten entdecken. Leider sind Beurteilungen der Ultraschallbilder in den Wochen 4–12 selten aussagekräftig.

In der heutigen Zeit gibt es schon enorme Chancen, vor diesen Schwangerschaftswochen die Verfassung des Kindes zu überwachen.

Die Möglichkeit der **Nackenfaltenmessung** kann schon zwischen der 10. und 14. SSW durchgeführt werden. Dieser „Test" ist jedoch weniger aussagekräftig als der **Harmony-Test**.

Bei der **Nackenfaltenmessung** wird die Nackenfalte des Fötus vermessen. Sollte der Wert Abweichungen ergeben, wird zu einem genaueren **Harmony-Test** geraten. Dieser wird bei Abweichung der Norm von der Krankenkasse übernommen.

In der 11. SSW gibt es dann die Möglichkeit, einen sogenannten **Harmony Test** zu machen. Die Kosten für beide Untersuchungen (Harmony Test und Nackenfaltenmessung) muss die Schwangere selbst tragen (siehe Abweichung oben). Es gibt zwei Varianten des **Harmony Tests**. Bei der ersten Variante wird nach den Trisomien 13/18/21 gesucht und das Geschlecht mitbestimmt. Bei der zweiten Variante wird das Geschlecht <u>nicht</u> mitbestimmt. Die Verfahren der beiden Methoden sind dieselben: Das Blut der Mutter wird auf kindliches Erbgut untersucht. Dieses Erbgut kann aussagen, ob eine Trisomie (18; 13; 21) vorliegt. Bei diesem Verfahren kann somit auch das **Kniefelter**- und **Turnersyndrom** ausgeschlossen werden. Sollte das Ergebnis des **Harmony Tests** weniger erfreulich ausfallen, so raten die meisten Ärzte zu einer genauen Diagnosestellung in Form einer **Chorionzottenbiopsie** oder **Amniozentese**.

Diese beiden Begriffe rühren zum einen von der Plazenta (sie versorgt das Kind mit Nährstoffen von der Mutter) und zum anderen von der Fruchthöhle (Fruchtblase). Beide Untersuchungen werden ambulant durchgeführt und von der Krankenkasse übernommen. Wenn sich jedoch ein Paar selbst dazu entschließt, diese durchführen zu lassen, müssen sie die Kosten selbst tragen.

Chorionzottenbiopsie: Mit der Chorionzottenbiopsie wird eine Gewebeprobe des Mutterkuchens (Plazenta) entnommen. Dafür gibt es zwei Möglichkeiten. Eine Methode wird über die Bauchdecke durchgeführt, die andere, eher seltenere Möglichkeit, wird vaginal durchgeführt. Beide Varianten bergen Risiken, über die der behandelnde Arzt aufklären muss. Die Zellen der Plazenta werden in einem Labor analysiert und können Erkenntnisse über diverse Besonderheiten oder Krankheiten liefern. Ergebnisse erhält man spätestens zwischen zwei und sieben Tagen.

Amniozentese: Bei der Amniozentese wird der Frau Fruchtwasser durch die Bauchwand mit einer langen Nadel entnommen. Dieses wird in einem Labor angesetzt und auf Anomalien oder fetale Infektionen getestet. Das Ergebnis erhält man zwischen 14 und 21 Tagen danach.

Wie ihr sehen könnt, sind also schon vor der vollendeten 12. SSW einige Untersuchungen möglich. Wenn eine Frau sich jedoch gegen diese Tests entscheidet, da sie teilweise auch nicht nötig sind, kann es passieren, dass eine Krankheit oder ein Gendefekt vorerst übersehen wird.

Ich möchte kurz anmerken, dass ich auf keinen Fall irgendjemanden überreden möchte, diese Untersuchungen machen zu lassen.

Beim zweiten großen Ultraschall (gesetzlich findet dieser zwischen der 18. und 22. Schwangerschaftswoche statt), dem sogenannten **Organscreening,** wird bei einer normalen Kontrollultraschalluntersuchung das Kind im Bauch vermessen und die Organe kontrolliert; d.h., ob alles vorhanden ist und ob sich das Kind gesund entwickelt. Es gibt immer wieder leichte Abweichungen der Norm von Größe und Gewicht, dies ist normal. Viele Frauenärzte führen diesen jedoch erst in der 20. SSW durch, da hier auf dem „Bild" genaueres erkennbar ist, weil das Kind schon eine bestimmte Größe aufweisen kann. Sollte der Frauenarzt eine Besonderheit feststellen, oder sich mit dem Ergebnis seiner Untersuchung unsicher sein, bekommt die Patientin eine Überweisung in die Pränataldiagnostik. (Pränataldiagnostik=Feindiagnostik; pränatal= der Geburt vorausgehend).

Wenn bei dieser Untersuchung festgestellt wird, dass z.B. enorme Abweichungen der Größe oder des Gewichtes vorliegen oder etwas nicht genau erkennbar ist, bekommt man eine Überweisung in die Pränataldiagnostik.

In der Pränataldiagnostik arbeiten Ärzt/innen, die eine besondere Schulung oder Weiterbildung in Bezug auf bevorstehende Geburten haben.

DEGUM ist eine Fachgesellschaft und setzt sich aus fast allen medizinischen Bereichen zusammen. Diese Bereiche fördern die Ultraschall-Forschung und beteiligen sich an der Ausbildung für die Anwendung beim Schallen. Ärzte mit dem Titel **DEGUM** müssen bestimmte Fertigkeiten in der Ultraschalldiagnostik vorweisen. Sie können „Besonderheiten" erkennen, die anderen Ärzten verborgen bleiben. **DEGUM** wird in drei verschiedene Bereiche geteilt.

Zur Erläuterung: Fast alle Gynäkologen in einer „normalen" Praxis besitzen das **DEGUM I**.

Dieser Arzt muss „*lediglich*" feststellen können:

1. Wann der errechnete Geburtstermin ist (ET)
2. Ob es eine Ein-Kind oder eine Mehrlingsschwangerschaft (Zwillinge oder mehr) ist
3. Ob mit dem Mutterkuchen (Plazenta) alles in Ordnung ist
4. Fruchtwasserkontrolle
5. Vermessen des Körpers (Thorax, Oberschenkel, Rumpf)

Dies heißt im Klartext, dass der Arzt nicht einmal erkennen muss, ob das Kind zwei Arme hat. Wiederum bedeutet dies, dass ein Frauenarzt mit dem DEGUM I keine Besonderheiten erkennen *muss*.

Für die Feindiagnostik, in größeren Kliniken oder spezialisierten Praxen, muss man die Auszeichnung **DEGUM II** besitzen. Der Untersuchende, mit der Qualifikation **DEGUM II**, darf Besonderheiten „*suchen*" und diese auch einordnen und feststellen.

Die Qualifikation **DEGUM II** kann man erlernen. Die meisten größeren Praxen, Kliniken und UNIs geben der werdenden Mutter erst einen Termin ab der 20. SSW, da hier das Kind schon gut erkennbar ist und somit Besonderheiten besser festgestellt werden können.

Beispiele für Besonderheiten sind unter anderem

- Defekte Bereiche in der Wirbelsäule
- Gaumenspalte
- Loch in der Herzscheidewand

Ärzte mit der Qualifikation **DEGUM III** werden dazu *berufen*. Diese Ärzte müssen hochqualifiziert sein und es wird die höchste Untersuchungsqualifikation gefordert. Diese Ärzte dürfen auch im Bereich Ultraschall ausbilden. Die Geräte, mit denen sie arbeiten, müssen ebenfalls auf dem neuesten und besten Stand sein. **Degum III-**Ärzte sind eher selten aufzufinden und arbeiten *meistens* in größeren Zentren oder Unikliniken.

In den ersten Wochen einer Schwangerschaft verhält sich der Kopf zum restlichen Körper immer in einer gewissen Differenz. Deshalb wird in der frühen Schwangerschaft auch kein Verdacht geäußert oder gestellt. Die „*Bilder*" der Ultraschalluntersuchungen sind in den ersten Wochen selten aussagekräftig genug, um einen Verdacht zu ergeben.

In der Pränatal-Klinik oder Praxis wird dann von einem Arzt mit **DEGUM II** oder **III** geschallt. Sollte dieser eine Besonderheit feststellen oder einen Verdacht aussprechen, so hat die Patientin die Möglichkeit einer Chorionzottenbiopsie oder einer Amniozentese.

Wenn die Ergebnisse der Untersuchungen vorliegen, so hat/haben die Schwangere/das Paar mehrere Möglichkeiten. Die meisten Ärzte raten bei einer schwerwiegenden, lebensbegrenzenden oder nicht-lebensfähigen Diagnose häufig zu einem späten Schwangerschaftsabbruch (Spätabbruch).

§218 StGB (Auszug)

Ein Schwangerschaftsabbruch ist in der Regel grundsätzlich rechtswidrig. Unter bestimmten Bedingungen, wie der sogenannten Beratungsregelung oder der medizinischen und kriminologischen Indikation, bleibt er jedoch straffrei.

**§ 218a Abs. 1StGB und §§ 5 ff. Schwangerschaftskonflikt-
gesetz:** Die Schwangere muss bestimmte Punkte erfüllen,
damit sie den Schwangerschaftsabbruch straffrei vollziehen kann:

- Die Schwangere muss nach der Abtreibung verlangen.
- Die Schwangere muss einen Beratungsschein vorweisen können. Diesen erhält sie, wenn sie eine
Schwangerenkonfliktberatung, die staatlich anerkannt wurde, besucht.
- Zwischen der Ausstellung des Beratungsscheins
und der Abtreibung müssen mindestens drei Tage
liegen.
- Die Abtreibung muss von einem Arzt vorgenommen werden, der nicht die Schwangerenkonfliktberatung durchgeführt hat.
- Es dürfen nicht mehr als 12 Wochen nach Befruchtung vorliegen (entspricht der 14. SSW). Es wird ab
dem ersten Tag der letzten Monatsblutung gerechnet.

Kriminologische Indikation: Eine kriminologische Indikation
liegt vor, wenn die Schwangerschaft durch ein Gewaltver-
brechen entstand (Bsp.: Vergewaltigung).

§ 218a Absatz 3 StGB: (…) wenn nach ärztlicher Erkenntnis
an der Schwangeren eine rechtswidrige Tat nach den §§
176 bis 178 des Strafgesetzbuches begangen worden ist,
dringende Gründe für die Annahme sprechen, dass die
Schwangerschaft auf der Tat beruht und seit der Empfäng-
nis nicht mehr als zwölf Wochen vergangen sind.

Medizinische Indikation (§ 218a Abs.2 StGB): Wenn ein Arzt
oder eine Ärztin zu der Einstellung gelangt, dass die
Schwangere durch die Schwangerschaft psychisch oder

körperlichen Leidensdruck ertragen muss, darf ein Schwangerschaftsabbruch zu jeder Zeit durchgeführt werden.

Spätabbruch: § 218 StGB Abs. 2: Von einem Spätabbruch spricht man, wenn der Abbruch der Schwangerschaft außerhalb der Regel erfolgt. Dies bedeutet, dass ein Spätabbruch bis kurz vor der Geburt durchgeführt werden darf.

Auch hierfür müssen Schwangere bestimmte Regeln einhalten und/oder es muss eine medizinische/kriminologische Indikation der Fall sein.

Durchführung: Bei einem Spätabbruch wird die Geburt des Kindes in Form von Hormonen in Gang gesetzt. In frühen Wochen, meistens vor der 24. SSW, ist es das Ziel, (wenn das Kind noch lebt) dieses zu Tode zu gebären. In frühen Schwangerschaftswochen benötigt der Körper der Frau mehrere Gaben der Hormone, da der Körper und der Hormonhaushalt noch nicht auf Geburt eingestellt sind.

Auch in späteren Wochen ist es möglich, dass der Körper der Frau noch nicht auf Geburt eingestellt ist. Ab der 22–24. SSW muss das Kind entweder schon tot im Mutterleib vorzufinden sein, bevor eine Einleitung stattfinden darf, oder es wird der Fetozid vollzogen.

Mögliche Hormongaben sind: Prostaglandine in Form von Tabletten, in Form von Gel oder einem sogenannten Wehentropf.

In der Schwangerschaft ist der Körper der Frau auf das „Halten", „Behalten", des Kindes programmiert. Prostaglandine durchbrechen diesen Schutzmechanismus und der Körper beginnt, Wehen zu bilden.

Werden die Wehen zu schnell hervorgerufen und das Kind im Mutterleib noch am Leben ist, so könnte es passieren, dass der Kopf des Kindes bei der Geburt zerquetscht wird, da der Geburtskanal in frühen SSWs sich nicht schnell genug öffnet und der Kopf des Kindes noch nicht „reif" für eine Geburt ist.

Ab der 22. SSW könnte ein Kind atmen. Sollte das Kind auf die Welt kommen, atmen und nicht unter der Geburt verstorben sein, werden dem Kind schmerzstillende Medikamente verabreicht. Die Eltern sind dafür verantwortlich, ob das Kind nun lebenserhaltende Maßnahmen erhält oder nicht.

Kaiserschnittmethode: Bei der Kaiserschnittmethode wird der Frau das Kind über einen Kaiserschnitt aus dem Bauch geholt. Dies ist jedoch in seltenen Fällen der Fall. Normalerweise wird Schwangeren mit nicht-lebensfähigen Babys in Deutschland geraten, eine Lebendgeburt/Totgeburt zu erleben, da so auch der Abschied vom Kind „einfacher" ist.

Durchführung bei Kaiserschnitt: Die Geburt erfolgt „chirurgisch". Dies bedeutet, dass das Kind lebend/nicht-lebend durch die Bauchdecke der Mutter „geboren" wird. Sollte das Kind leben, werden auch hier (teilweise im Voraus) über lebensbegrenzende oder lebensrettende Maßnahmen mit den Eltern debattiert. Sollten sich die Eltern über lebensbeendende Maßnahmen einig werden, so werden dem Kind lediglich schmerzlindernde Medikamente verabreicht, bis es letztendlich stirbt.

Fetozid: Wie der Paragraf (§218a 2 StGB) besagt, kann die Schwangere, aufgrund von körperlicher oder seelischer Gesundheit, die Schwangerschaft jederzeit beenden.

Sollte das Kind im Mutterleib zu diesem Zeitpunkt leben und/ oder lebensfähig sein, so wäre die Mutter einer Lebendgeburt ausgesetzt und die psychische Gesundheit der Schwangeren wäre bedroht. Aufgrund der Gesundheit der Mutter soll der Fetozid vor Geburt des Kindes vollzogen werden. Ab der 24. SSW gilt ein Baby im Mutterleib als lebensfähig. Dies bedeutet, dass das Kind eventuell selbstständig atmen und überleben könnte.

Der Fetozid muss VOR Beginn der Eröffnungswehen erfolgen, da, sobald die Geburt beginnt, das Lebewesen juristisch als PERSON gilt, und der Schwangerschaftsabbruch ein Tötungsdelikt darstellt. Dieser wird dann auch als solcher strafrechtlich verfolgt.

Die Durchführung des Fetozids bei Mehrlingsschwangerschaften (Drillingen und aufwärts) darf nur durchgeführt werden, wenn ein Risiko für die Mutter oder eines der Kinder besteht. Dies bedeutet: Sollte bei Voruntersuchungen in der Schwangerschaft (nach der 24. SSW) KEINE Auffälligkeit(en) an einem der Kinder gefunden werden, wird das Kind, welches am nächsten zur Bauchwand liegt, dem Fetozid unterzogen.

Genauer erklärt bedeutet dies: Wenn eine Zwillingsschwangerschaft besteht und Gefahr für Mutter oder eines der Kinder besteht, dann wird keine Entscheidung über irgendein Kind getroffen, sondern die Entscheidung fällt urteilsgemäß immer auf das Kind, welches der Bauchwand, somit der Spritze und dem Arzt, am nächsten liegt.

Durchführung: Vor der Durchführung werden dem Kind im Mutterleib schmerzstillende Medikamente verabreicht (kurze Anmerkung meinerseits: Ärzte sagen doch immer, dass diese Kinder noch nichts fühlen können, wieso bekommen sie dann schmerzstillende Medikamente?) Durch eine Spritze wird das schmerzstillende/lindernde Medikament in die Nabelschnur injiziert. Dies geschieht alles unter Einsicht per Ultraschall. Über die gesamte Dauer der Durchführung des Fetozid schallt der Arzt/Ärztin über die Bauchdecke durch die Fruchtblase zum Kind.

Nachdem schmerzstillende Medikamente verabreicht wurden, bekommt das Kind eine Kaliumchlorid-Spritze. Kaliumchlorid (KCl) ist ein Salz, das aus Kalium-Kationen und Chlorid-Anionen besteht. Kalium ist ein essenzieller Nährstoff, der bei „normaler" Einnahme (oral oder im Krankenhaus als Gabe einer Injektion (Tropf)) nicht giftig ist.

Bei einer Überdosierung des Kaliumchlorids, kommt es potenziell immer zu einem Herzstillstand. Über die Bauchdecke der Mutter wird dem Kind im Mutterleib das Kaliumchlorid direkt in das kindliche Herz injiziert. Innerhalb weniger Minuten verstirbt das Kind nun im Mutterleib und der Arzt/ Ärztin kann danach die Geburt einleiten.

Mehrlingsschwangerschaft: Im Falle einer Mehrlingsschwangerschaft verbleibt das tote Kind bis zur regulären Geburt der verbleibenden Kinder im Bauch der Mutter.

Zusammenfassung:
Liste möglicher Untersuchungen VOR der 12. SSW:
  ➢ Nackenfaltenmessung (selbstzahlend)
  ➢ Harmony Test (Bei Verdacht übernimmt die Krankenkasse die Kosten, ansonsten selbstzahlend)
  ➢ Ultraschalluntersuchung

Mögliche Untersuchungen NACH Verdacht/Feststellung einer Auffälligkeit oder nach der 12. SSW:
  ➢ Chorionzottentherapie: Untersuchung einer Plazentaprobe auf Chromosomenanomalien und Besonderheiten im Erbgut
  ➢ Amniozentese: Fruchtwasserpunktion, bei der durch das Anlegen der Bakterien weitere Befunde für Besonderheiten und/oder Chromosomenstörung gefunden werden können

Nähere Erklärungen zu Fachbegriffen sind im *Fremdwörterverzeichnis* zu Anfang des Buches zu finden.

4. Frau Tod

Wo beginnt das Leben?
Beginnt es schon bei der Befruchtung, oder doch erst mit dem ersten Herzschlag? Vielleicht erst, wenn das Kind auf der Welt ist und selbstständig atmet?

Anthroposophen sagen, das Leben beginnt schon weit vor der Befruchtung. Biologen sagen, dass das Leben mit der Zellteilung beginnt. Gottgläubige wiederum meinen, dass Gott das Leben erschaffen hat und dieses mit der „Erschaffung" begann.

Viele Frauen sagen jedoch, sobald sie schwanger sind, dass sie Leben in sich tragen. Was oder wie ihr letztendlich darüber denkt, ist eure Meinung, doch etwas können wir alle nicht mit Gewissheit sagen: Wo das Leben letztendlich beginnt.

Ich persönlich philosophiere gerne. Immer wieder hinterfrage ich die Existenz und deren Bedeutung. Wenn ich ehrlich bin, so habe ich bisher keine eindeutige Antwort für mich finden können. Jeder Mensch hat eine eigene Meinung und vielleicht finden sich Gruppen, wie in der Kirche oder einer anderen Gemeinde, die dieselbe Richtung des Lebens teilen, doch letzten Endes kann niemand mit Sicherheit und Fakten belegen, wo, wann und weshalb das Leben beginnt.

Mein Versuch einer passablen Erklärung für mich selbst lautet: Die Zellteilung bewirkt, dass die Zellen die Möglichkeit bekommen, ein funktionierendes Herz zu produzieren. Wenn dieses Herz dann schlägt, hat davor eine Befruchtung stattgefunden. Wenn die Periode ausbleibt, wird ein Schwangerschaftstest gemacht. Die Frau weiß somit, ob sie ein Kind in sich trägt oder nicht.

Für mich hat es in dem Moment begonnen, als ich wusste, dass mein Schwangerschaftstest positiv war, für andere Frauen beginnt das Leben, wenn sie den Herzschlag ihres Kindes sehen, für andere wiederum, wenn sie die ersten Bewegungen spüren.

Kann man diese Frage also überhaupt beantworten? Es ist wie mit dem Huhn und dem Ei.

In meinem Buch nehme ich euch mit auf eine Reise, einer gemeinsamen Reise zu den Sternen. Gemeinsam werden wir uns durch die Seiten des Buches lesen und uns immer wieder die Frage über Existenzen stellen. Für jeden in diesem Buch begann das Leben irgendwo und wir begeben uns auf die Suche nach dem „Wann", vielleicht auch nach dem „Warum".

Viele haben sich bisher gefragt, warum ich auf das Leben anspiele, wenn es doch um Sternenkinder geht, denn dies bedeutet letztendlich eigentlich den Tod.

Die plausible Erklärung lautet: Unsere Kinder haben alle gelebt. Für jede Frau anders, für jeden Menschen anders, aber für uns Betroffene haben sie gelebt.

Für die Eltern lebte ihr Kind, auch wenn es nur auf einem Test nachzuweisen war. Für diese Familien war es das Leben ihres Kindes, ob nur eine Sekunde oder fünf Minuten.

Selbst eine Frau, die einen falsch-positiven Test macht, freut sich (je nach Lebenslage) über das „positive" Ergebnis. Leben und Tod liegen also sehr nahe beieinander. Aber macht sich jemand Gedanken über das Leben und das Ende, wenn er den Tod noch nicht kennengelernt hat, oder ihn aus seinem Leben fernhält?

Haben wir vielleicht Angst über den Tod zu sprechen oder warum möchten wir ihn nicht in unsere Gesellschaft integrieren?

Hier gehe ich nun von einem großen Problem aus, welches tatsächlich unter den Tisch gekehrt wird.

Wenn ein älterer Mensch stirbt, dann denken wir doch, dass sein Tod und die Trauer um ihn gerechtfertigt sind. Vielleicht, weil er ein langes Leben hatte oder weil wir ihn gut kannten?

Die Hinterbliebenen trauern also indes zu Recht um ihn?

An dieser Stelle möchte ich euch Erwachsenen nun jemanden vorstellen: Frau Tod.

Sie trägt ein langes, gelbes Blumenkleid, einen Strohhut und rote Schuhe. Ich lernte sie in der Vergangenheit kennen und muss sagen: Ich habe keine Angst vor ihr.

(Viele kennen Frau Tod unter ihrem Decknamen: Der Sensenmann/ Todesengel/ Gevatter Tod. Ich möchte ihn aber nicht als Mann feststellen, denn wer kann schon wissen, wie der Tod wirklich aussieht oder sich verhält? Vielleicht ist er ja auch warm und gütig?)

Nun denkt ihr vielleicht, dass ich verrückt geworden bin, doch das bin ich nicht: Ich bin Realistin und sehe den Tatsachen ins Auge. Wieso sollte ich den Tod einfach aus meinem Leben verbannen? Meine Uroma ist schließlich auch, friedlich, mit 96 Jahren eingeschlafen. Eine andere Frau aus meiner Familie starb an Krebs und litt, doch letzten Endes musste auch sie die Erde verlassen. Ich lernte also schon in frühen Jahren: mit 12, Frau Tod kennen.

Auch meine Kinder (zu der damaligen Zeit vier und sieben) kennen die feine Dame „Tod". Sie lernten sie kennen, als Emilia, meine Tochter, starb. Seither begleitet uns Frau Tod jeden Tag und sie wird uns auch nicht mehr verlassen. Meine Kinder haben ebenfalls keine Angst vor ihr und auch meine Freunde werden von ihr begleitet. Auch sie fürchten sich nicht, denn ich habe Frau Tod in mein Leben integriert und scheue mich nicht stark herauszusagen: Ich habe ein totes Kind.

Egal wann: Jeder von euch wird sie eines Tages kennenlernen. Früher oder später. Macht euch dies Angst? Wenn ja, kann ich euch beruhigen. Atmet auf und holt tief Luft, denn ihr seid am Leben. Vielleicht mag das in Anbetracht der Zeilen ironisch klingen, denn Frau Tod ist schon von Beginn an in unserer Nähe. Vielleicht habt ihr sie noch nie bemerkt, doch sie ist da.

Sollt ihr euch deshalb fürchten und euch jeden Tag mit dem Tod beschäftigen? Ich sage: NEIN.

Einige sehen den Tod jeden Tag. Mediziner sehen Menschen in Krankenhäusern sterben. Sterbebegleiter, die in Hospizen arbeiten, gehen den letzten Weg gemeinsam mit dem Bedürftigen. Krankenpfleger, Trauerbegleiter, Palliativmediziner, Neonatologen, Rettungssanitäter, Feuerwehrleute; sie alle leben täglich mit der Konfrontation des Todes. Können diese Angestellten jemals aufhören, an den Tod zu denken? Vielleicht.

Integrieren wir Frau Tod doch einfach in unseren Alltag oder können wir das in unserer heutigen Gesellschaft nicht?

Inzwischen sind wir doch schon so fortgeschritten, in so vielen Bereichen, sprechen über alles, es gibt keine Tabuthemen mehr. Sex, Alkohol, Drogen: All diese Dinge diskutieren wir doch auch in der Öffentlichkeit. Meldungen von toten Prominenten werden veröffentlicht. Hier reagieren wir doch auch bestürzt?

Doch mit dem Tod allgemein möchten wir nicht konfrontiert werden. In meinen Augen gibt es drei einfache Punkte, die erklären, warum wir die Grenze überschreiten sollten und über den Tod oft und immer wieder reden müssen.

1. Wir alle werden Frau Tod irgendwann kennenlernen, denn jeder hat Familie, Angehörige und Freunde.

2. Für jeden von uns ist der Tod unausweichlich. Die Unsterblichkeit gibt es (noch) nicht.
3. Wenn wir früher über den Tod Bescheid wüssten, dann könnten wir besser damit umgehen. Natürlich rede ich ihn nicht schön, der Tod ist und bleibt eine schmerzhafte Angelegenheit, doch ihn zu akzeptieren wäre „einfacher".

Fast jedes Kind kennt Haustiere, und wenn es nur das Tier eines Freundes ist. Wenn das Tier stirbt, dann macht das Kind die Bekanntschaft mit dem Tod. Ein schlimmeres Beispiel wäre der Tod von Menschen, die das das Kind kennt. Wenn das Kind nun lernen würde, dass der Tod zum Leben dazugehört und es ein ganz normaler Prozess ist, egal wie jemand stirbt, würde es dann besser damit zurechtkommen? Aus eigener Erfahrung kann ich euch sagen: Ja.

Alle Kinder, die Frau Tod schon früher begegneten und denen nicht einfach ein „neues" Haustier ins Gehege gelegt wurde, konnten besser mit dem Tod umgehen. Es ist der Kreislauf des Lebens, dass wir Menschen gehen lassen müssen. Daran wird sich auch in tausend Jahren nichts ändern.

Wenn eine Mutter nun ein Kind erwartet und dieses stirbt, was sollen wir dann sagen? Es ist eine schlimme Situation, kein Zweifel.

„Es tut mir leid", sagen wir dann.

Warum? Weil das Kind auch ein Mensch war, egal wie alt, wie groß, wie schwer, welches Aussehen.

Ein Mensch in Miniaturausgabe, egal in welcher Schwangerschaftswoche. Und die Tatsache wird häufig übersehen oder ignoriert. Dieses Kind war auch ein Mensch, der als solcher das Recht hat, akzeptiert und respektiert zu werden. Dies besagt auch das Grundgesetz, doch die Ausgabe für noch nicht geborene Kinder oder totgeborene Kinder wurde nicht beinhaltend erwähnt.

Ich habe eine interessante Umfrage zu diesem Thema gestartet und bin über das Ergebnis sehr erstaunt gewesen.

Die Frage lautete: Sollen wir unseren Kindern in Schulen oder bereits früher über den Tod erzählen und aufklären?

Die eindeutige Antwort: 89 Prozent der Befragten befürworteten eine Bildungseinheit über den Tod. Viele Begründungen lauteten: Der Tod gehört zum Leben dazu und ist der Inbegriff des Lebens.

Jetzt solltet ihr euch festhalten, denn es geht erst richtig los. Wir lernten nun Frau Tod kennen und debattierten über das Leben und die Gesellschaft, doch welche Aussage möchte ich damit treffen?

Nun breche ich ein Tabu, denn jetzt spreche ich über tote Kinder und Babys.

So viele Vereine, Organisationen, Stiftungen und private Personen engagieren sich für die Verbreitung dessen. Warum können noch immer so viele Menschen nicht über tote Kinder sprechen? Ist uns etwa der Mund zugefallen? Sonst reden wir doch auch über alles. Sind unsere Kinder es nicht wert, erwähnt zu werden?

Wenn es einen Amoklauf gibt, wird groß über die Opfer berichtet. Wenn ein Anschlag geschieht, wird *öffentlich getrauert!* Aber tote Kinder oder Babys werden *totgeschwiegen?*

Ich weiß, das Thema ist kein einfaches und am liebsten würden viele nun das Buch zuschlagen, in die Ecke werfen und sagen: Schlecht.

Nein, nicht schlecht geschrieben, nicht zu offen, einfach zu ehrlich. Was denkt sich bitte die Autorin, so ein Thema anzusprechen und daraus auch noch ein Buch zu machen?!

Ja, ich werde über tote Kinder und Babys schreiben und auch sprechen. So viele trauen sich dies nicht, weil sie Angst haben. Ihr seid feige und schweigsam, weil ihr Schiss habt, gekontert zu werden. Argumentationen dessen werden ignoriert oder verleugnet, doch habt ihr einmal darüber nachgedacht, dass Argumentation in diesem Spektrum nutzlos ist, weil sie niemand hören möchte?

Eltern verzweifeln, Angehörige trauern und es herrscht so viel Unverständnis für Betroffene. Sie werden nicht ernst genommen und der Tod des verlorenen Kindes wird einfach unter den Tisch gekehrt.

Ist das euer Ernst!? Es gibt sogar Videos, wie Menschen auf die Toilette gehen, aber über tote Kinder will niemand reden. Schämt euch. Vielleicht ist die Angst daran schuld, andere fühlen sich hilflos im Anbetracht des Kindstodes und viele wissen vielleicht nicht, was sie sagen sollen, aber das könnten wir doch alles lernen?

Der Mensch wächst mit seinen Aufgaben! So viele Leute sagen diesen Spruch, dann lasst uns doch danach leben.

Wenn eine Mutter ihr Kind in der 10. Schwangerschaftswoche verliert, seht ihr dies dann als Kind an oder als Abgang? Ich kann euch eines sagen: Für die Mutter war es ihr Kind! Selbst in dieser Woche sieht das Baby aus wie ein Mensch. Hände, Füße, es ist alles dran. Noch nicht fein definiert, aber es sieht aus wie ein Mensch und ist einer.

Vorhin erwähnte ich den Tod von älteren Menschen. Haben wir hier Scheu, unser Beileid auszudrücken? Nein. Wir gehen auf die Beerdigung und sagen: „Es tut uns leid." Bei Kindern und Babys verstecken wir uns. Wir verkriechen uns unter dem Tisch und hoffen, dass uns niemand ins Gesicht sieht und irgendetwas von uns hören möchte. Tod von Kindern und Babys stellt ein Tabuthema dar und ich breche es!

In diesem Buch möchte ich euch etwas Wichtiges beibringen. Ich möchte euch beibringen, den Tod zu *verstehen.* Raus da unter dem Tisch, hinsetzen und lesen. Denn wir Betroffene wünschen es uns, gehört zu werden. Wir verlangen, dass man den Tod unseres Kindes/unserer Kinder akzeptiert.

Ich habe eine Psychologin in der Familie und selbst sie, als studierte Person im Fachbereich, wusste nicht, was sie sagen oder wie sie reagieren soll. Hätte sie gewusst, dass es nicht darum geht, etwas zu sagen, sondern einfach nur da zu sein, hätten wir heute noch Kontakt. Manchmal entscheiden die Umstände des Lebens, welche Menschen uns begleiten.

Ich spreche nicht zu euch als Politikerin; Fachfrau für Trauer; Doktorin; Professorin; Beamtin; sondern als Mutter.

Die Liebe einer Mutter ist unergründlich und fast jeder von uns hat sie: eine Mama. Als Mutter (in den meisten Fällen) beschützt du deine Kinder, du verteidigst sie, du sanktionierst, aber das Wichtigste von allen ist, dass du deine Kinder liebst. Um die Männer nicht zu vergessen, auch sie lieben ihre Kinder. Beide Eltern lachen, streiten, schimpfen mit ihren Kindern und lieben sie. Das ist Liebe und sie gilt in den Augen der Mutter und des Vaters für jedes Kind, egal wie alt, egal wie schwer, egal wie klein.

Wir als Betroffene schreien: „Hört mal zu! Wir haben ein Kind verloren, egal ob lebend geboren, sichtbar oder unsichtbar. Es sind unsere Sternenkinder, die gelebt haben, unsere Liebe floss in sie. Wir sind berechtigt zu trauern und berechtigt, gehört zu werden. Vor allem von den Medizinern wünschen wir uns von ganzem Herzen mehr Verständnis. Ihr seid doch auch nur Menschen, ihr weint auch!

Warum könnt ihr uns dann nicht endlich zeigen, dass es euch verletzt?! Wenn es das nicht tut, dann habt ihr den falschen Beruf gewählt und solltet dringend noch einmal darüber nachdenken, ob ihr an eurem Arbeitsplatz richtig sitzt. Wir fordern hiermit mehr Anerkennung für unsere Situation, mehr Beratung und mehr Offenheit! Wir wollen endlich darüber sprechen!"

Natürlich verletzt es uns, wenn wir gesagt bekommen, dass unser Kind nicht leben wird oder tot im Bauch der Mutter ist. Ganz offen und ehrlich sage ich euch: „Die Katastrophe ist doch schon passiert!"

In dieser Situation ist es hilfreich, wenn Mediziner nicht die Augen zu machen und sich vor der Situation verschließen. Ja, vielleicht verletzt es euch auch, doch dann zeigt es. Viel schlimmer ist es doch, wenn wir die kalte Schulter bekommen. Vielleicht seht ihr den Tod von Kindern jeden Tag, doch für uns Eltern ist es ein erstes Mal und auch wenn es ein weiteres verlorenes Kind ist, wird es immer das erste Mal bei jedem Kind bleiben.

Verständlicherweise steht man nach so einer Diagnose erst einmal unter Schock, doch genau dann brauchen wir eure Hilfe. Unsere Kinder bekamen vielleicht nicht ganz so viel Zeit auf dieser Welt, aber sie waren da und das zählt für uns. Meine liebe Freundin Franzi, deren Sohn gemeinsam mit Emilia auf den Wolken turnt, sagte einmal zu mir: „Gott holt die Seelen, die er am meisten liebt, ganz schnell wieder zu sich."

Es geht bei allem darum, zu verstehen. Mich sprach einmal eine Mutter an: „Ich verstehe, wie du dich fühlst."

Es war die Zeit, kurz nach Emilias Tod. Wie ich bin und die Trauer, die ich durchlebte, sagte ich schroff zu ihr: „Du verstehst mich? Ist dein Kind denn auch tot?"

Sie hatte auf den Boden geschaut und ihren Satz hinterfragt. Nach einer kurzen Pause sagte sie: „Ich verstehe dich nicht, ich kann es auch nicht nachempfinden, denn mein Kind lebt. Es tut mir leid."

Habt ihr den Fehler bemerkt? Die Einsicht nach ihrer Erkenntnis begleitet sie heute noch. Seither engagiert sie sich für verwaiste Eltern.

Egal, wie man sein Kind verliert, es gibt nichts Schmerzhafteres auf der Welt, als sein Kind gehen lassen zu müssen. Ihr Nicht-Betroffenen könnt dies nicht nachvollziehen. Aber ihr könnt lernen, mit uns richtig umzugehen. Das ist ein großer Unterschied. Trauer endet nie. Wir vergessen unsere Sternenkinder nie. Sie sind in unseren Herzen. Es gibt nur einen weiteren Unterschied. Wenn ein Erwachsener stirbt, dann hatte er ein Leben. Er füllte die Erinnerungen der Angehörigen. Bei einem Sternenkind ist dies anders. Wenn ein Kind stirbt, dann nimmt es die Zukunft mit sich. Es konnte nicht allzu viele Erinnerungen hinterlassen oder gar keine. Das Einzige, was den Eltern dann bleibt, ist, zum Grab zu gehen.

Hier denken die Eltern immer wieder darüber nach, wie alt das Kind nun wäre. Was es jetzt machen würde. In welche Klasse es nun gehen würde oder welche Hobbys es ausüben könnte.

Die Eltern weinen, denn ihr Kind fehlt ihnen. Sie können es niemals wieder sehen.

Sehnsucht hat man immer.

Triggerwarnung

Die folgenden Kapitel 5–11 thematisieren explizit den Tod und verschiedene Gendefekte und Chromosomenstörungen von Babys im Mutterleib. Es wird u.a. aus medizinischen Beschreibungen erzählt und den Betroffenen, in denen gewalttätige Handlungen detailliert geschildert werden, die belastend und (re-)traumatisierend wirken können.

Falls bei Ihnen ein Trauma oder Depressionen vorliegen, sollten Sie die folgenden Kapitel NICHT lesen.

Die Kapitel wurden ebenso mit farblichen Punkten (an der rechten, bzw. linken oberen Ecke gekennzeichnet. Diese können Sie auch den Überschriften im <u>Inhaltsverzeichnis</u> entnehmen.

Grün sind Erfahrungsberichte, welche vom Härtegrad noch „angenehm" zu lesen sind. *Rot* sind Berichte, die nichts für schwache Nerven sind. *Gelb* liegt dazwischen.

Grün   Gelb   Rot

5. Kastanchen

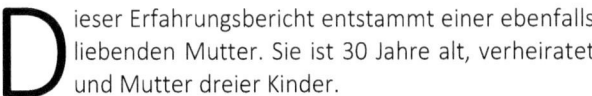

Dieser Erfahrungsbericht entstammt einer ebenfalls liebenden Mutter. Sie ist 30 Jahre alt, verheiratet und Mutter dreier Kinder.

Acht Jahre sind an sich keine lange Zeitspanne, wenn man bedenkt, wie viele Jahrzehnte noch vor einem liegen können. Aber wenn ich zurückdenke, und mir vorstelle, dass es nun schon acht Jahre her ist, ist es eine lange Zeit.

Mein Mann und ich waren im Herbst 2013 noch nicht verheiratet und erst seit gut einem Jahr in eine gemeinsame Wohnung gezogen. Es schien alles perfekt zu sein. Wir ergänzten uns hervorragend und konnten über alles sprechen.

Gerade hatte ich angefangen, auf Lehramt zu studieren, als ich das Gefühl bekam, dass mein Körper sich anders anfühlte als normalerweise. Manche Frauen kennen ihren Körper gut und bemerkten das kleinste Zeichen. Mein Gefühl sagte mir damals: Ich bin schwanger.

Es war aber noch viel zu früh, um einen Test zu machen. Ich ging spazieren, denn natürlich war da eine gewisse Unruhe.

„Wenn ich, ohne darüber nachzudenken, gegen eine Kastanie laufe, dann bin ich schwanger", sagte ich mir auf dem von Herbstbäumen verzierten Weg.

Unbeabsichtigt bin ich tatsächlich gegen eine Kastanie gestoßen und ich fühlte mich in meinem Gefühl bestätigt. Aufgrund dessen nannten wir unseren Krümel immer Kastanchen.

Eine Woche später machte ich einen Test und er war, wie zu erwarten, positiv. Ich freute mich sehr, auch wenn Kastanchen eher unerwartet in unser Leben trat. Bisher hatten wir nicht über Kinderplanung gesprochen.

Für meinen Mann und mich stand nach einem Gespräch außer Frage, ob wir unser Baby behalten würden oder nicht.

Von vorneherein war Kastanchen ein keines Menschlein, welches zu uns gefunden hatte. Wir machten uns keine Sorgen und auch mein Mann hatte damals nur eine einzige Frage im Kopf: Was sagen wir unseren Eltern und wie?

Wie schon erwähnt, waren wir damals noch nicht verheiratet und die Schwangerschaft nicht geplant. Mein Mann, fünf Jahre älter als ich, stand schon mit beiden Beinen im Leben. Er hatte einen guten Job und war unabhängig. Um Geld mussten wir uns keine Sorgen machen.

Wir entschlossen uns dann dazu, meine Eltern per Videoanruf zu benachrichtigen. Dies konnte vielleicht eine Art Kommunikation schaffen, bei der jeder so reagieren konnte, wie er das empfand. Der Abstand zwischen uns wäre somit vorhanden, um jedem seinen Raum zu geben.

Beide Eltern freuten sich sehr für uns. Es war unbeschreiblich. Niemand machte uns Vorwürfe oder merkte etwas Negatives an.

Nachdem unsere Eltern dann informiert waren, bekam ich recht früh einen Termin beim Gynäkologen. Somit wurde eine intakte Schwangerschaft in der 5. SSW festgestellt und ich erhielt ein Bild.

Da in der 5. Woche noch kein Herzschlag festzustellen war, ging ich in der 6. SSW erneut zu einem Termin. Noch immer konnte man keinen Herzschlag erkennen und meine damalige Frauenärztin merkte an: „Es ist ein bisschen zu klein."

Daraufhin machte ich mir viele Sorgen und bangte um meine bestehende Schwangerschaft. In dieser Zeit fing ich an, ein Schwangerschaftstagebuch zu führen. Darin schrieb ich auf, was ich alles mit unserem Kastanchen erleben wollte. Seit dem positiven Schwangerschaftstest stellte ich mir vor, was wir alles kaufen und welche Vorbereitungen getroffen werden mussten. Auch redete ich seither mit Kastanchen und erzählte ihm von der Welt „hier draußen".

Unterdessen beruhigte mich die Tatsache, dass viele Kinder zu klein geschätzt wurden und dies am Ende keine Aussagekraft hatte.

In der 7. SSW hatte ich einen erneuten Termin bei meiner Frauenärztin und endlich konnte man das kleine Herz schlagen sehen. Meine Gefühle an diesem Tag, unbeschreiblich. Ich habe mich unendlich gefreut. Meine Frauenärztin gratulierte mir zu meiner Schwangerschaft und sagte: „Wenn das Herz schlägt, ist dies ein guter Schritt nach vorne."

Immer weniger konzentrierte ich mich auf die Uni. Meine Gefühle und Gedanken drehten sich um mein Kind. Im Vordergrund stand nun Kastanchen und es zog meine gesamte Aufmerksamkeit auf sich, so enorme Liebe empfand ich schon.

Bisher hatten wir noch nicht vielen Menschen von der Schwangerschaft erzählt, nur den Eltern meines Mannes, meinen Eltern und meinem Onkel. Ich beschloss somit, meiner besten Freundin zu erzählen, dass wir ein Kind erwarten würden. Dafür bereitete ich ein altes Fotoalbum vor und ganz am Schluss klebte ich das Ultraschallbild ein, so konnte sie es selbst finden.

Bevor meine Freundin mich an diesem Tag besuchen kommen sollte, bekam ich in der Nacht ein komisches Gefühl. In meinem Unterleib zog und drückte es. „Egal", dachte ich mir noch, „das ist ja in der Frühschwangerschaft normal. Das geht wieder weg."

Das Gefühl verging dann auch wieder und rückte in den Hintergrund.

Als meine Freundin und ich dann gemeinsam das Fotoalbum ansahen und sie das Ultraschallbild auf der letzten Seite entdeckte, freute sie sich riesig für mich und fiel mir in die Arme.

Wir redeten noch eine Weile und schmiedeten Pläne, wie das ebenso ist. Danach ging ich nach Hause. Zwei Stunden später bekam ich auf einmal Blutungen. Ich fühlte mich verunsichert: Ist das normal?

Doch mein Gefühl sagte mir nicht, dass ich Panik bekommen müsse und so verweilte ich einfach mit dem Gedanken, dass alles gut werden würde. Als mein Mann dann nach Hause kam, erzählte ich ihm natürlich davon. Er war aber gar nicht erfreut und machte sich Sorgen: „Ich würde gerne zu einem Arzt gehen", sagte er.

Für mich fühlte sich noch alles im Rahmen an. Nach einem ruhigen Gespräch mit meinem Mann entschieden wir uns, zu einem Arzt zu fahren und wenigstens kurz nachschauen zu lassen, ob alles in Ordnung wäre. Da es schon zu später Stunde schlug, blieb uns nur die Möglichkeit, in eine Klinik zu gehen.

Hier warteten wir auch nicht lange, sondern kamen ziemlich schnell zu einer freundlichen Ärztin.

Die Frauenärztin machte einen Ultraschall und auch ich konnte es sehen. Da war nichts mehr.

„Es tut mir leid, aber ich kann hier keine Schwangerschaft feststellen." Sie sah uns gefasst und doch irgendwie traurig an.

Der Abgang, wie man dies in der Frühschwangerschaft nennt, muss so schnell gegangen sein, innerhalb von vier Stunden, dass man keine Schwangerschaft mehr feststellen konnte, geschweige denn gesehen hat, dass ich überhaupt jemals schwanger war.

Es schockierte mich. Ich hatte weder Schmerzen noch Unterleibskrämpfe gehabt. In der Nacht hatte es sich nicht schmerzhaft angefühlt, nur unangenehm.

Ich befand mich in einem Schockmoment, denn damit hatten weder mein Mann noch ich gerechnet. Noch in der Klinik fing ich an zu weinen und auch mein Mann schämte sich seiner Tränen nicht, auch er hatte sein Kastanchen verloren.

Die behandelnde Ärztin in der Klinik erklärte uns sachlich, dass das öfter passieren kann und es oft auch keinen Grund dafür gibt. Sie war nicht abgebrüht, doch man merkte, dass sie das schon öfters mitbekommen hatte. Sie hat wirklich versucht zu erklären, dass ich mir keine Vorwürfe machen sollte. Ich hatte alles richtig gemacht. Nicht geraucht, keinen übermäßigen Konsum von Kaffee und kein Nikotin.

„Das, was Ihnen passiert ist, ist ein natürlicher Prozess, das kann passieren, machen Sie sich keine Vorwürfe", sagte die Ärztin.

Doch trotz ihrer zahlreichen Erklärungen und Versuche schmerzte es, dass wir Kastanchen verloren hatten.

Viel zu sagen gab es in diesem Moment nicht mehr. Wir trauerten beide und sind dann nach Hause gefahren.

Am nächsten Tag haben wir unsere Eltern angerufen. Ich konnte es nicht aussprechen. Für mich war es so furchtbar. Das Einzige, was ich herausbrachte, war: „Hallo", sonst nichts.

Mein Mann übernahm dann die Rolle des Starken. Für uns beide. Er war fähiger in diesen Momenten als ich. Ob es daran lag, dass er ein Mann ist oder auch mir damit helfen wollte, weiß ich nicht.

Die ersten zwei, drei Wochen war ich wirklich sehr niedergeschlagen und traurig. Mein Körper und meine Psyche waren mit der Verarbeitung beschäftigt. Zwar hatte die Ärztin versucht, uns Erklärungen zu geben, doch ich konnte damit nicht wirklich etwas anfangen und suchte selbst nach Gründen.

Ich habe mir wirklich sehr viele Fragen gestellt und nach dem „Warum" gesucht.

Da es mein erstes Kind war, empfand ich dies als äußerst schlimm. Ich hatte auch keine Vorsichtsmaßnahmen getroffen, weil es einfach meine erste Schwangerschaft war.

Mein Schwangerschaftstagebuch schrieb ich weiter. Es half bei der Verarbeitung meiner Gedanken. Drei weitere

Einträge kamen dazu und ich packte alle meine Gedanken hinein und verabschiedete mich von Kastanchen und all den Vorhaben, die ich mir in Gedanken schon gestrickt hatte. Ich packte auch eine Kiste, mit all den Dingen von Kastanchen. Darin waren das Tagebuch, eine Karte meiner Eltern und ganz viel Liebe und Gedanken.

Für mich war das Thema aber trotzdem noch nicht geklärt und ich suchte weiterhin nach einer Erklärung.

Ich stieß dann auf eine anthroposophische Erklärung, auch Inkarnation genannt. Diese beruhigte mich.

Darin stand, dass jede Seele sich seine Eltern nach ihren Eigenschaften aussucht, nach ihrer emotionalen Seelenverfassung. Erst dann entscheidet sich die Seele, auf die Erde zu kommen.

Bei dem „Flug" auf die Erde kann es jedoch auf dem Weg zu Dispositionen kommen, die den Weg erschweren. Diese machen es dem Baby oder der Seele unmöglich, seine Lebensaufgabe zu erfüllen.

Die Seele, das Baby, muss dann wieder zurückkehren, um einen neuen Versuch zu unternehmen.

Auf der einen Seite war diese Erklärung immer noch sehr traurig, doch ich hatte das Gefühl, dass ich es nun verstehen konnte. Diese Erklärung versöhnte mich teilweise mit der Situation. Die Gespräche mit meinem Mann halfen auch sehr.

Die ersten Wochen funktionierte ich nur, doch sobald das Thema aufkam, fing ich sofort an zu weinen. Danach konnte ich dann schon eher darüber sprechen.

Meine Eltern haben mir dann drei Wochen, nachdem Kastanchen gegangen war, eine Karte geschickt. Auf dieser Karte stand ein Gedicht und die Botschaft darin, dass sie gerne Großeltern geworden wären und sich ihre Aufgaben als Großeltern auch schon vorgestellt hatten, doch manchmal kommt es anders als gedacht. Sie wünschten uns beiden viel Kraft für die Verarbeitung.

Im Nachhinein finde ich es gut, dass es nicht allzu viele Freunde oder Bekannte wussten. So konnte ich selbst den Zeitpunkt wählen, in dem ich darüber sprechen mochte.

Die männliche Logik besagt teilweise, dass man das ersetzen muss, was man verloren hat. Da ich unser Kastanchen jedoch nie sah, war es in diesem Moment eher ein Entsetzen. Ich nahm es meinem Mann auch nicht übel, dass er mir vorschlug, ein „neues" Baby zu machen, doch für mich war es in diesem Moment der falsche Weg, direkt wieder schwanger werden zu wollen.

Als ich zwei Jahre später mit meinem Mann im Urlaub war, setzten wir uns in eine Kirche. Ich mag Kirchen, sie sind so ruhig und man kann ganz in Ruhe nachdenken und die Stille genießen. Jeder dachte vor sich hin und konnte seinen Gedanken nachhängen.

Plötzlich fragte mich mein Mann: „Kannst du dir vorstellen, noch einmal Kinder zu bekommen? Ohne Angst oder Bedenken?"

Es war keine drängende Frage und auch auf keinen Zeitpunkt bezogen, es war einfach eine optionale, offene Frage.

Ich fühlte mich tatsächlich überrascht von der Frage, hatte ich sie so doch gar nicht erwartet und mir über das Thema seit Kastanchen keine Gedanken mehr gemacht. Ich antwortete: „Wenn, dann nur mit dir."

Zwei Jahre später wurde ich dann geplant mit meiner jetzigen, vier Jahre alten Tochter schwanger. Schon zuvor hatte ich immer wieder mit ihr gesprochen. Es war, als wäre sie schon bei mir, wie eine Energie, die mich umgibt, ganz tief in meinem Herzen – dass sich eine kleine Seele auf dem Weg zu uns befindet.

Zu dem Zeitpunkt meiner damaligen, beginnenden Schwangerschaft, hatte ich auch schon mit Kastanchen abgeschlossen. Wobei es das Wort abgeschlossen nicht trifft.

Ich hatte es verarbeitet und meine erste Schwangerschaft war kein Thema mehr.

Eines durfte ich auf jeden Fall von Kastanchen lernen.

Die Erfahrung mit Kastanchen, die ich in dieser Form erfuhr, würde ich niemandem wünschen. Zwar erinnere ich mich heute mit weniger Schmerz daran, doch es bleibt einem immer im Gedächtnis.

Auf der anderen Seite lernt man die Dinge, die man hat, viel mehr zu schätzen und nimmt sie nicht für selbstverständlich.

Es macht einen auch sensibel, wie glücklich man sich schätzen darf, wenn dann in den kommenden Schwangerschaften alles gut läuft.

Wir erwarten nun unser drittes Kind und ich bin dankbar und weiß es sehr zu schätzen, dass alles in Ordnung ist.

6. Zwei Tage reine Liebe

ch würde euch gerne die Geschichte von **Jens Petershagen** und seiner Tochter Silvana vorstellen. Jens habe ich im Forum **Weitertragen e.V.** kennengelernt und ihn gefragt, ob ich die Geschichte seiner Tochter mit euch teilen darf. Da Jens schon seit der Geburt seiner Tochter Silvana Öffentlichkeitsarbeit betreibt, willigte er ein.

Silvana

Ich bin Jens Petershagen und dies ist die Geschichte unserer Tochter Silvana. Meine Frau und ich kennen uns schon seit 1996. Wir sind sehr glückliche Eltern und haben jede Schwangerschaft und jedes unserer Kinder von Anfang an geliebt. Für uns gibt es keine schönere Liebe als die zueinander und zu unseren Kindern. Insgesamt haben wir vier Kinder. Einer wohnt schon nicht mehr Zu Hause, die anderen gehen in die Schule. Mit 19, 15 und 13 Jahren sind unsere Kinder schon älter und unsere Nachzüglerin wäre heute 9 Jahre alt. Sie lebt im Himmel, in den Wolken, bei all den anderen Sternenkindern.

Unsere Geschichte beginnt im Oktober 2012. Wir erfuhren, dass uns ein viertes Kind geschenkt wurde und die Freude schien unbeschreiblich. Zeitig informierten wir auch unsere damals 11, 7 und 5 Jahre alten Kinder. Auch sie freuten sich sehr. Alles passte und die Planung für das vierte Kind stand an. Wir genossen die Wartezeit alle gemeinsam. Die Kinder zeigten viel Interesse an der Schwangerschaft. Wie bei den anderen Schwangerschaften meiner Frau verlief auch diese gut. Sie hatte keine nennenswerten Beschwerden.

Im November 2012 hatten wir einen Ultraschalltermin. Wie immer begleitete ich meine Frau. Auch wenn ich ein Mann bin, so war es mir doch sehr wichtig, für sie da zu sein und sie zu unterstützen.

Der Arzt schallte und wir sahen es an seinem Blick. Etwas schien mit unserer Tochter nicht zu stimmen.

„Hier stimmt etwas nicht, das Herz Ihrer Tochter scheint nicht in Ordnung zu sein", sagte der Arzt.

In meinem Kopf rasten die Gedanken auf und ab. Wie, da war etwas nicht in Ordnung? Das konnte doch nicht sein?

In so einem Moment stellt man sich viele Fragen, doch ich musste funktionieren, für meine Tochter, für meine Familie. Meiner Frau stand die Perplexität ins Gesicht geschrieben. Schock, bei uns beiden.

„Ich rate Ihnen zu einer Fruchtwasseruntersuchung", sagte der damalige Arzt. Wir ließen diese dann auch im Anschluss durchführen, um eine sichere Diagnose zu bekommen.

Wir gingen nach Hause und erzählten auch unseren Kindern davon. Es nahm alle wirklich sehr mit. Die Kinder stellten viele Fragen und wir versuchten, so gut es ging, Antworten zu geben. Am 03.12.2012 erreichte uns dann die niederschmetternde Diagnose: **Freie Trisomie 18**.

Es riss uns die Füße vom Boden und wir saßen in einer Art schallgedämmtem Raum. Unsere Tochter würde sterben. Auch für mich als Vater unbegreiflich. Meine Frau und ich bekamen dann sofort einen Termin bei einer Humangenetikerin. Diese klärte uns über die Krankheit unserer Tochter auf. Sie fügte hinzu: „Sie haben nun zwei Möglichkeiten. Entweder, Sie führen einen Spätabbruch durch oder Sie tragen Ihre Tochter aus."

In den ersten Momenten waren sich meine Frau und ich einig, dass wir keine Kraft hatten, unsere Tochter weiterzutragen: Wir würden einen Spätabbruch machen lassen. Die Humangenetikerin meinte noch: „Sie müssen das nicht jetzt entscheiden. Sie haben alle Zeit der Welt. Verbringen Sie erst einmal Weihnachten mit der Familie und danach können Sie sich dann immer noch entscheiden."

Wir gingen wieder nach Hause und je länger wir darüber nachdachten, so unentschlossener wurden wir. Meine Frau sagte: „Ich kann mein Kind doch nicht töten? Sie lebt doch in mir, wie sollte ich das über mein Herz bringen, unser Baby zu töten?"

Uns wurde immer klarer, dass wir die Entscheidung nicht tragen könnten, über das Leben unserer Tochter zu gebieten.

„Es war nicht an uns, über Leben oder Tod zu entscheiden und deswegen lassen wir der Natur ihren Lauf", sagte ich.

Der Entschluss stand also fest, wir würden unsere Tochter weitertragen. Die Schwangerschaft verlief weiterhin gut, doch wir lebten jeden Tag mit dem Gedanken, dass unsere Tochter vielleicht nicht lebend auf die Welt kommen würde. Es war die reinste Zerreißprobe unserer Nerven. Wir weihten unsere Bekannten und Freunde ein, viele gaben uns Rückmeldung, doch auch wir mussten viele Menschen ziehen lassen. Meine Frau und ich saßen die ganze Zeit auf der Hoffnung, unsere Tochter lebend kennenzulernen, auch wenn es nur fünf Minuten sein würden.

Man liebt sein Kind, auch als Mann und Vater. Sobald ich wusste, dass meine Frau schwanger war, liebte ich das Kind und baute eine innige Bindung auf.

Meine Frau und ich redeten viel, über unsere Wünsche nach und während der Geburt, auch mit dem Krankenhaus und den Neonatologen. Auch unsere Kinder wussten über alles Bescheid. Sie gingen jeweils anders mit der Situation um, doch auch sie liebten ihre Schwester schon sehr. Zwei Wochen vor dem Geburtstermin hielt ich es dann nicht mehr aus. Ich hatte keinen in meinem Freundes- und Bekanntenkreis, der sich mit der Krankheit unserer Tochter auskannte, geschweige denn jemanden, der diese Erfahrung ebenfalls gemacht hatte. Ich fing an, im Internet zu recherchieren und fand bei meinen Recherchen das Forum **weitertragen e.V.**

2013 war das Internet noch nicht so fortgeschritten wie heute und über Foren und Co hatte ich bisher nicht wirklich etwas Positives gehört. Ich las mich ein wenig ein und sah mir das Forum genau an.

Als <u>erster Mann</u> meldete ich mich im Forum **weitertragen e.V.** schlussendlich an. In einem eigenen Thread erzählte ich unsere Geschichte und wurde so herzlich empfangen und verstanden. Das hatte mir bisher wirklich gefehlt. Es war eine ganz andere Welt. Jeder war betroffen, hatte selbst schon ein Kind zu den Sternen ziehen lassen müssen und doch fingen sie mich auf und beantworteten mir so viele Fragen. Meine Vorurteile waren hier auf ein Nichts gestoßen und ich freute mich sehr. Am selben Tag noch, an dem ich mich im Forum anmeldete, bekam ich so viel Rückmeldung und Stärkung wie nicht einmal in der gesamten Schwangerschaft bisher. Ich zeigte alles meiner Frau und wir nahmen uns in die Arme. Wir waren beide überwältigt.

Nach ein paar Tagen lernte ich eine Mutter kennen, die ebenfalls in der Erwartung eines Babys mit Trisomie 18 war. Wir schrieben hin und her und lernten uns dann auch persönlich kennen. Meine Frau las sich die Artikel immer wieder durch und auch sie fühlte sich sehr verstanden.

Aus dem Treffen von der ebenfalls betroffenen Mutter und mir ergab sich dann die Facebookseite **Trisomie 18.**

Die Tage vergingen und am 26.05.2013 setzen bei meiner Frau die Wehen ein. Meine Nervosität war kaum mehr zu bremsen. Nun würde ich meine Tochter endlich kennenlernen, auf die wir uns schon die gesamte Schwangerschaft freuten.

Ich stellte mir viele Fragen, während ich meine Frau bei der Geburt unterstützte: Wie würde Silvana aussehen? Würde sie leben?

Immer wieder betete ich im Stillen, dass sie leben würde, ich wünschte es mir von ganzem Herzen. Nach nur wenigen Stunden meisterte meine Frau die Geburt und am

26.05.2013 erblickte unsere Tochter Silvana lebend die Welt.

Wir schlossen Silvana ganz fest in unsere Arme. Sie atmete und war wunderschön. So perfekt, rosig, lebendig und wir konnten so viel von uns in ihr erkennen. Das ist die Liebe auf den ersten Blick.

Nach einer kurzen Kuschel- und Kennenlernzeit brachten die Neonatologen Silvana auf die Intensivstation. Ich ging hinterher, denn ich konnte sie einfach nicht alleine lassen. Schläuche wurden angeschlossen, sie schien, obwohl sie äußerlich so gesund wirkte, sehr krank zu sein.

Noch am Abend untersuchte der Arzt Silvana gründlich und es stellte sich heraus, dass der Magen nicht mit der Speiseröhre zusammengewachsen war. Somit konnte sie nur intravenös ernährt werden. Nach unzähligen Gesprächen mit Spezialisten aus dem deutschen Raum kam der Arzt zu einem Entschluss: „Ich würde Ihnen dringend von einem Operationsmarathon abraten. Ihre Tochter würde sehr starke Schmerzen erleiden."

Da meine Frau und ich schon im Vorfeld viele Dinge bezüglich lebenserhaltender Maßnahmen geklärt hatten, entschieden wir uns gegen diese ganzen Operationen. Nun stand die Frage im Raum, wie lange Silvana überleben konnte.

„Mit diesen Symptomen wird Ihre Tochter maximal noch ein paar Tage überleben", beantwortete er unsere Frage.

Für uns brach die Welt trotz allem erneut zusammen und wir überlegten nun, was wir noch tun konnten.

Ohne auch nur eine Sekunde zu verschwenden, fuhr ich die Geschwisterkinder abholen. Sie befanden sich noch in Schule und Kindergarten, sodass ich den jeweiligen Lehrern und Erziehern erklärte, warum ich meine Kinder nun mitnahm. Alle gaben ihr Einverständnis und ich brachte meine Kinder ins Krankenhaus. Sie sollten ihre Schwester Silvana auf jeden Fall noch kennenlernen.

Da es eigentlich strikt verboten ist, Kinder auf die Intensivstation zu bringen, führte der Oberarzt extra für uns ein paar Telefonate und organisierte, dass die Geschwister Silvana kennenlernen konnten. Das fand ich so herzergreifend, dass er uns das ermöglichte.

Alle Kinder waren sehr berührt und auch wenn die Trauer wirklich sehr groß schien, so freuten sich doch alle, Silvana kennenzulernen. Zum Glück kam auch noch eine Klinikfotografin, die gerade Zeit hatte und fotografierte uns alle gemeinsam, als Familie.

Für die Fotos schloss man Silvana sogar kurzzeitig von den Geräten ab und wir konnten sie alle in den Arm nehmen. Auf den Fotos ist somit nichts von ihrer damaligen, dramatischen Situation zu erkennen.

Die Kinder brachte ich wieder zurück in Schule und Kindergarten und als meine Frau und ich wieder auf dem Zimmer waren, fing ich an, bitterlich zu weinen. Ich kann nicht einmal sagen, ob ich jemals in meinem Leben so viel geweint habe wie in dieser Nacht. Zum einen, weil ich es als großes Glück empfand, so schöne Fotos von Silvana zu haben und zum anderen, weil ich wusste, dass die Geschwister Silvana wahrscheinlich zum letzten Mal lebend gesehen hatten. Diese Gewissheit tat so unglaublich und unbeschreiblich weh. Ich war so gerne Vater und ich liebte alle meine Kinder von ganzem Herzen und hätte am liebsten alles für Silvana in meiner Macht Stehende getan, doch mir waren die Hände gebunden.

In der darauffolgenden Nacht ging es Silvana immer schlechter. Am Vormittag riefen wir deshalb die Pastorin der Klinik zu uns und ließen Silvana nottaufen. Danach wurde Silvana von allen lebenserhaltenden Maßnahmen befreit und wir schlossen sie ganz eng in unsere Arme. Die restliche Zeit, die wir mit ihr hatten, wollten wir kuschelnd und als Familie verbringen. Und dies taten wir dann auch ausgiebig.

Ich bin der Meinung, und da bin ich mir auch sehr sicher, dass Silvana das Kuscheln in den zwei Tagen davor sehr vermisste. In diesen zwei Tagen konnten wir sie nicht so innig liebkosen, wie wir es konnten, als sie von den Schläuchen befreit wurde. Ich denke, sie genoss es so sehr und blieb deshalb weitere fünf Stunden auf unseren Armen. Ohne das Piepen eines Gerätes, nur mit mir und meiner Frau, blieb sie am Leben. Silvana hat wirklich sehr gekämpft und hinterließ bei allen Ärzten verblüffte Gesichter, denn auch sie konnten sich diese fünf Stunden nicht erklären.

Nach 49 Stunden auf dieser Erde ist sie dann ganz friedlich in meinen Armen eingeschlafen.

Auch 9 Jahre später bin ich Silvana für diese Zeit so dankbar. Sie gab uns das Geschenk, sie kennenlernen zu dürfen und wir tragen sie bis heute in unseren Herzen weiter.

Nach Silvanas Beerdigung ging es uns sehr schlecht. Ich machte mich daran, Öffentlichkeitsarbeit zu leisten, denn leider wird nach einer infausten Prognose von den Ärzten immer zu einem Schwangerschaftsabbruch geraten. Leider wird der Weg des Weitertragens entweder nur kurz oder gar nicht erwähnt, das finde ich sehr schlimm.

Wir sind froh, uns für Silvana entschieden zu haben, denn sonst hätten wir sie nie wirklich kennengelernt.

Die Öffentlichkeitsarbeit half mir sehr, mit Silvanas Tod umzugehen. Am Anfang stand mir meine Frau auch sehr zur Seite und half mir mit der Arbeit, doch irgendwann sagte sie: „Jens, ich kann das nicht mehr. Wenn du das weiterhin machen möchtest, dann mach das auf jeden Fall, aber ich kann nicht."

Ich respektierte die Lage meiner Frau, wir trauerten anders. Sie stülpte mir ihre Art der Trauer nicht über und auch ich zwang sie nicht dazu, meine Art und Weise anzunehmen. Leider gibt es viele Paare, von denen ich lese, dass sie sich trennten, doch dies ist immer der Weg der Trauer und der Umgang damit. Wenn sie schon im Vornherein wüssten, wie sie sich miteinander und doch gegensätzlich unterstützen könnten, wäre das ein großer Vorteil dafür.

Silvana hat uns sehr verändert. Meine Frau konnte erst nach sechs Monaten wieder arbeiten gehen und dies auch langsam. Mich hat Silvana insofern verändert, dass ich die Welt mit neuen Augen erblicke und helfen möchte, so gut ich kann. Ich schätzte meine Kinder schon immer, doch durch den Verlust von Silvana schätze ich sie noch mehr.

Die Trauer um Silvana wird niemals enden, sie ist heute immer noch präsent. Wir führen zwar ein normales Leben, doch der Gedanke an Silvana ist immer da. Uns haben die Kinder sehr geholfen in dieser Zeit, denn wir mussten für sie da sein und weitermachen. Wir konnten nicht einfach mitten im Leben stehen bleiben und verharren, das hätten unsere Kinder gar nicht mitgemacht. Meine Frau und ich mussten die drei fordern, denn sonst wäre das Leben nicht weitergegangen. Noch heute beschäftige ich mich mit Aufklärungsarbeit und helfe auch im Forum noch immer weiter. Es tut gut, denn zu helfen ist ebenfalls ein Weg, Silvana niemals zu vergessen und das geht auch nicht. Sie lebt in unseren Köpfen und Herzen jeden Tag weiter.

7. Ich - die Sternenoma

Dieses Mal erzählt eine Sternenoma, die ihr Enkelkind sehr vermisst.

Vor drei Jahren rief mich mein Sohn an und sagte: „Mutter, wir möchten dich und Vater gerne zum Essen einladen."

Das Verhältnis zwischen mir, meinem Sohn und meiner Schwiegertochter bestand schon immer aus einem sehr engen Kontakt. Wir waren eine große, glückliche Familie.

Während dem Essen bekam ich dann die Nachricht, zusammen mit meinem Mann, dass wir Großeltern werden würden. Da ich schon in Rente war, freute ich mich sehr, denn ich würde die nächsten Jahre viel Zeit haben und mich um mein Enkelkind kümmern können. Schon immer hatte ich den Traum vieler Enkelkinder und grinste umso mehr, als die beiden mir dann erzählten, dass es Zwillinge werden würden.

Die Zeit verging und es stellte sich heraus, dass es zwei Jungen werden würden. Sebastian und Thomas sollten die zwei heißen. Fleißig, wie Omas eben manchmal sind, kaufte ich immer wieder, wenn ich an Klamotten und Spielsachen vorbeilief, alles ein.

Eines Tages, meine Schwiegertochter war inzwischen im 7. Monat, bekam ich einen Anruf von meiner Schwiegertochter Sarah. Am Morgen hatte sie einen Kontrolltermin, bei Zwillingen alle zwei Wochen. Ich hatte damit überhaupt nicht gerechnet, denn ich sollte am Nachmittag sowieso vorbeikommen, mir die Bilder ansehen und beim Einrichten des Kinderzimmers helfen.

„Wir kommen jetzt schon bei dir vorbei", vernahm ich die Stimme von Sarah. Sie weinte und schien außer sich zu sein.

Ich machte mich sehr große Sorgen, war etwas mit Sebastian und Thomas nicht in Ordnung? War etwas mit Klaus, meinem Sohn, passiert?

„Sarah, was ist denn passiert, beruhige dich doch ein wenig, wie kann ich dir helfen?"

Als Antwort bekam ich nur ein Schluchzen.

Die Fahrt zu mir dauerte nicht lange und zwanzig Minuten später stand Sarah mit Klaus vor meiner Türe. Auch Klaus sah nicht besser aus, seine Augen waren rot und Tränen liefen ihm immer wieder aus den Augen. Sarah fiel mir in die Arme und weinte bitterlich. Ich verstand überhaupt nicht, was geschehen war.

„Kann mir jetzt bitte jemand sagen, was hier los ist?", fragte ich. Noch nie in meinem Leben hatte ich Sarah und auch meinen Sohn, so außer sich und traurig gesehen.

„Thomas ist tot", sagte mein Sohn, trocken, als wäre er nicht von dieser Welt. Nun begriff ich, warum die beiden so traurig waren. Thomas lebte nicht mehr.

Ich stand unter Schock, begriff nicht, was geschehen war und fragte: „Warum, was ist passiert?"

Und dann erzählte mir Sarah, wie sie sich beide auf den Ultraschalltermin gefreut hatten. Zwar hatte Sarah seit ein paar Tagen schon weniger Bewegungen gespürt, doch dies schob sie auf den Platzmangel der Jungs. Als im Ultraschallbild dann zu erkennen war, dass eines der Kinder keinen Herzschlag mehr zeigte, begriff sie es direkt. Laut der Erzählung von Sarah schien auch ihre Ärztin sehr betrübt und schockiert zu sein. Der Grund für das Ableben von Thomas war, dass sich seine Nabelschnur mehrfach um seinen Hals gewickelt hatte. Bei eineiigen Zwillingen kann das laut Ärztin passieren.

„Was soll jetzt passieren?", wollte ich wissen. Ich funktionierte als Oma, trotz allem wollte ich für meine Enkelkinder da sein und auch für meinen Sohn und Sarah.

„Wir müssen nun warten. Sie holen Thomas nicht aus meinem Bauch, solange Sebastian noch nicht geboren *wurde." Sarah weinte wieder. Ich verstand sie. Ich konnte mir nicht vorstellen, wie es wäre, ein Kind zu verlieren. Niemals. Doch ich konnte ihren Schmerz nachempfinden. Sie litt und nun war es meine Aufgabe, für die beiden da zu sein und auf sie aufzupassen.*

„Wir bekommen das hin, Sarah, hast du gehört?"

Inzwischen saßen wir auf dem Sofa. Meinen Sohn auf der einen Seite, Sarah auf der anderen Seite, in meinem Arm. Der Taschentuch-Verbrauch an diesem Morgen, undenkbar. Und dann weinte auch ich, denn ich konnte nicht mehr nur für die beiden stark sein.

Sarah verlor einen Sohn, ich verlor ein Enkelkind. Viele mögen sich nicht vorstellen können, wie intensiv dieses Gefühl für mich war, als man mir sagte, dass eines der Kinder nicht mehr lebte. Mir wurde ein Enkelkind genommen, meinem Sohn der Sohn. Diesen Schmerz möchte man den liebenden Eltern am liebsten fortnehmen und lindern, doch in diesem Moment blieb mir nichts anderes übrig, als für die beiden da zu sein.

Alles schien nun verkehrt. Die Kinderzimmerplanung, das Streichen, die Geschenke für die Eltern, die Zwillingsklamotten, denn ich hatte immer alles in Zweier-Gruppen gekauft.

Die Tage vergingen und die gesamte Familie fühlte sich zerrissen. Thomas lebte nicht mehr, doch da war noch sein Bruder im Bauch von Sarah, Sebastian. Auf der einen Seite freuten wir uns, dass nicht beide Kinder gestorben waren, doch auf der anderen Seite brannte uns das Herz. Mein Mann hatte die Nachricht überhaupt nicht gut verkraftet und am Abend noch einen Herzinfarkt bekommen. Ihm ging es soweit gut, doch er musste sich nun schonen.

Wir richteten das Kinderzimmer für ein Kind ein. Wir planten eine Beerdigung für das andere. Mit dem Konträren zu leben, fühlte sich falsch an. Sarah war oft bei mir und wir redeten viel. Sie erzählte, wie es sich anfühlte, dass Sebastian strampelte und wuchs und sein Bruder leblos daneben lag. Sie fühlte sich schlecht, bekam schlimme Depressionen und weinte viel. Sie hatte ein schlechtes Gewissen und sagte immer wieder: „Wäre ich doch nur früher zum Arzt gegangen, als die Bewegungen weniger wurden. Er hat bestimmt gelitten und ich bin daran schuld."

Ich hatte ihr auf den Rücken getätschelt, sie in den Arm genommen und wie ein kleines Kind gewogen: „Du hast nichts falsch gemacht, was hättest du denn machen sollen?"

Wir weinten viel und immer wieder sagte ich mir: Ich bin nur die Oma, ich muss jetzt stark sein. Die Beerdigung zu planen, wurde von Tag zu Tag schwerer. Glück hatten wir damit, dass wir eine wundervolle Bestatterin fanden. Sie gab uns viele Tipps, wie wir was gestalten konnten und was wir alles besorgen mussten. So bemalten wir einen Sarg mit Farben und warteten nur noch darauf, dass eines der Kinder ins Kinderzimmer ziehen konnte und das andere in den Sarg.

„Mach dich auf den Weg, die Kinder kommen!", schrie mein Sohn förmlich ins Telefon.

So schnell ich konnte, zog ich mich an. Die beiden wollten mich bei der Geburt dabeihaben.

Ich konnte sehen, wie Sarah während der Geburt durch die Hölle ging. Sie brachte beide Kinder in einer anthroposophischen Klinik auf natürlichem Wege auf die Welt. Zuvor hatte sie schon mit den Hebammen auf der Station mehrere Termine abgehalten, um diesen ihre Wünsche mitzuteilen. Sie wünschte sich Bilder mit beiden Kindern und obwohl sie Angst hatte, wie Thomas aussah, wollte sie auch ihn in ihre Arme schließen.

Während der Geburt lief Klaus immer wieder auf und ab, hielt die Hand von Sarah und kümmerte sich rührend um sie. Meine Anwesenheit genügte schon, denn wenn die beiden etwas benötigten, holte ich ihnen dieses.

Sebastian kam zuerst auf die Welt. Um 00:36 Uhr erblickte er die Welt und fing sofort an zu schreien. Wir weinten alle, denn wir wussten, das zweite Baby würde nicht schreien. Sebastian sah Klaus so ähnlich und obwohl wir alle weinten, so fragten wir uns doch, wie Thomas aussehen würde.

Dann setzten bei Sarah die Wehen erneut ein, und um 00:57 Uhr erblickte Thomas still die Welt. Wir schwiegen, alle. Die Hebamme wickelte ihn, wie zuvor seinen Bruder, in ein warmes Handtuch und reichte ihn Sarah. Die einzigen Geräusche, die man nun im Zimmer vernehmen konnte, waren die Atemgeräusche der Erwachsenen und das Schreien von Sebastian. Klaus reichte ihn meiner Schwiegertochter und, es war einfach ein magischer Moment, Sebastian suchte die Nähe von Thomas. Man konnte es daran erkennen, dass er immer wieder in die Nähe von Thomas griff und als Sarah die beiden auf ihre Knie legte, hörte Sebastian auf zu weinen und wurde ganz ruhig.

Wieder weinten wir alle. Es waren die schlimmsten und schönsten Momente in meinem Dasein als Oma.

Ich werde niemals vergessen, wie angespannt die Situation war und wie Sebastian sie einfach auflöste. Auch ich durfte die beiden halten. Zuerst hielt ich Thomas, ich wiegte ihn, als wäre er am Leben. Er sah ein wenig anders aus, doch man konnte dunkle Haare erkennen und ebenso, dass er seinem Bruder glich. Die beiden sahen Klaus so ähnlich, mir zerriss es das Herz. Sebastian würde seinen Bruder niemals kennenlernen. Und dann fiel mir etwas ein. Ich hatte von einer Freundin, mit der ich mich die letzten Wochen viel unterhielt, erzählt bekommen, dass es so etwas wie Fotografen gab, die Sternenkinder fotografieren.

„Ich gehe kurz, bin gleich wieder da", sagte ich zu den Vieren und drückte Sarah einen Kuss auf die Stirn: „Das hast du wirklich toll gemacht."

Als ich aus dem Zimmer trat, suchte ich eine Hebamme und erzählte ich von meinem Vorhaben. Sie nickte und schickte direkt einen „Notruf" an **dein Sternenkind**.

Drei Stunden später erhielt ich schon eine Antwort und mir wurde vorgeschlagen, dass der nette Herr gegen 11:00 oder 12:00 Uhr vorbeikommen könne. Er war wirklich lieb. Ich sagte ihm schon am Telefon, dass Thomas ein wenig anders aussehen würde, doch ihm schien das nichts auszumachen, denn er sagte: „Es ist trotzdem ein Baby."

Da musste ich einfach am Telefon losweinen. Eigentlich bin ich eine starke Frau, doch diese Momente bleiben in meinen Gedanken und wenn ich dies so erzähle, denke ich immer wieder mit Tränen, Freude, Liebe, Angst und Traurigkeit daran zurück.

„Er schläft", flüsterte Sarah als ich in das Zimmer trat. Uns wurde schon im Vorhinein zugesichert, dass ich als Oma kommen und gehen könne, wann ich mochte. Sarah und Klaus hatten vom Krankenhaus ein Familienzimmer, kostenlos, zur Verfügung gestellt bekommen. Das hatte ich auch noch nie erleben dürfen.

Ich denke noch sehr oft an meinen zweiten Enkel. Gemeinsam mit meiner Schwiegertochter und meinem Sohn gehen wir oft an das Grab von Thomas. Auch wenn die Zeit vergeht, der Schmerz wird bleiben.

8. Johann rockt im Himmel weiter

Meine Freundin Franzi, eine ganz besondere Mama, Ehefrau und Mutter, lernte ich im Forum *weitertragen e.V.* kennen. Als ich Franzi damals erzählte, dass ich Autorin bin und ein Buch für Sternenkinder schreiben möchte, sagte sie: „Kannst du Johann bitte auch mit hineinnehmen?" Ihre Begründung hat mir das Herz zerrissen:

„Ich möchte, dass Johann nicht vergessen wird, er soll in deinem Buch weiterleben." Sie weinte und so sieht die Trauer einer liebenden Mutter aus, die ihr Kind über den Tod hinaus liebt und vermisst.

Mein Mann, André und ich haben drei Kinder. Oskar (4), Anton (2) und Johann. Johann wurde geboren, um zu sterben. Diesen Verlust wird man niemals vergessen. Im August 2020 stellte ich nach vier positiven Schwangerschaftstest fest, dass ich tatsächlich noch einmal Mutter werde. Wir haben uns alle so sehr gefreut und ich habe sofort meine Hebamme angerufen. Zu diesem Zeitpunkt arbeitete sie krankheitsbedingt nicht mehr und empfahl mir ihre Kollegin. Diese war mir beim Telefonat sofort sympathisch und wir vereinbarten, die Kontrolltermine Zu Hause fortzuführen.

In der 9. Woche wurde die Schwangerschaft dann beim Gynäkologen festgestellt. Auf dem Ultraschallbild war damals alles schön erkennbar: Das Herz schlug kräftig und mit dem Baby war anscheinend alles in Ordnung.

Bis zur 20. SSW übernahm Sandra, meine Hebamme, die Vorsorgeuntersuchungen. Meine Schwangerschaft verlief super. Anders als bei meinen Jungs, hatte ich keinerlei Beschwerden und ich vermutete, dass es dieses Mal endlich ein Mädchen werden würde.

Zwei Tage vor meinem großen Ultraschalltermin bekam ich ein komisches Gefühl, ein schreckliches Gefühl. Diese bestimmte Emotion zu beschreiben, gelingt mir bis heute nicht und zwei Tage später, am 07.12.2020, hatte ich einen Termin zum großen Organultraschall. Hier sollten wir nun auch endlich das Geschlecht erfahren.

Schon seit Jahren bin ich beim gleichen Frauenarzt. Er ist sehr sympathisch und nie um einen dummen, aber nett gemeinten Spruch verlegen. Mein Mann durfte, trotz Corona, mit in das Untersuchungszimmer und wir machten noch Scherze und wetteten darum, ob es ein Mädchen werden würde.

Mein Gynäkologe betrat das Zimmer und begrüßte uns herzlich. Dann fingen wir auch direkt an zu schallen, denn wir waren alle neugierig. Während des Schallens riss mein Gynäkologe noch ein, zwei lustige Sprüche, doch dann wurde er immer stiller. Am Ende sagte er gar nichts mehr.

Ich konnte die Stille nicht aushalten und das schreckliche Gefühl trat wieder an die Oberfläche. „Können Sie bitte mal schauen, was es denn wird?"

„Es ist ein Junge. Aber ich sehe da etwas nicht. Ich würde gerne vaginal schallen." Seinen Blick konnte ich nicht deuten. Er hatte seine Augenbrauen zusammengezogen und Tränen bildeten sich in seinen Augen. Mein Mann und ich schwiegen.

Nachdem mein Arzt vaginal geschallt hatte, fing er wieder an zu sprechen: „Ja", er schluckte „also es tut mir leid, aber ihr Kind hat Anenzephalie. Ich darf das so offiziell gar nicht diagnostizieren, aber ich kläre Sie beide jetzt erst einmal auf."

Ich drückte die Hand meines Mannes. In dieser Schwangerschaft hatte ich mich das erste Mal mit Krankheiten im Mutterleib beschäftigt und wusste genauestens über Anenzephalie Bescheid.

Wir waren beide geschockt. Wie versteinert saßen wir da und starrten ins Leere. Es war wie ein Loch, das sich mitten in der Praxis auftat und uns alle verschlingt. Von einem auf den anderen Moment ist man hilflos und nichts geht mehr voran, als würde die Zeit stehen bleiben. So viele Fragen rasten mir durch den Kopf: Warum? Wieso wir? Warum mein Kind?

*(**Anenzephalie** wird als eine der schwersten Fehlbildungen der Neuralohrdefekte deklariert. Diese Besonderheit entsteht bis zum 26. Tag nach der Befruchtung. Bei dieser Fehlbildung wächst die Schädeldecke nicht zusammen und/oder ist teilweise bis gar nicht vorhanden. Durch das säuerliche Fruchtwasser der Mutter werden Teile des weichen Gehirns aufgelöst. Unterschiedlich ist jedoch, in welchem Umfang Teile des Gehirns nicht, bis teilweise vorhanden sind.)*

„Wie sicher sind Sie sich?"

Ich funktionierte als Mutter, denn ich liebte mein Kind und wollte es unbedingt beschützen. Konnte man meinem Kind helfen, gab es Möglichkeiten, konnten wir irgendetwas unternehmen?

„Sehr sicher, aber ich würde Sie nun gerne aufklären."

Man merkte unserem Arzt an, dass er wirklich mit der Situation und den nahenden Tränen kämpfte. Auch er war nur ein Mensch.

„Sie müssen uns nicht aufklären", meine Antwort kam prompt. Ich wusste, dass er uns nun sagen würde, dass wir zwei Möglichkeiten haben würden. Zum einen wäre dies ein Spätabbruch, der für mich/uns niemals in Frage kommen würde. Zum anderen bestünde die andere Variante daraus, dass ich unseren Sohn austragen und ihm eine Chance geben konnte.

„Es ist Johanns Leben", – da es ein Junge war, stand der Name meines Sohnes fest – , „er darf so lange bleiben, wie er möchte. Wir entscheiden das nicht." Wir alle weinten, auch unser Arzt.

Wir vereinbarten, während dem Gespräch, dass wir uns in der Pränatalklinik vorstellen würden. Da mein Arzt „nur" den DEGUM I-Titel hatte, durfte er die Diagnose von Johann nicht stellen. Diese musste von einem DEGUM II-III Gynäkologen ausgesprochen werden.

Mein Arzt bot uns an, jederzeit vorbeizukommen oder anzurufen. Unter Tränen hatte er gesagt: „Ich begleite Sie auf Ihrem Weg."

Die nächsten Tage waren schlimm, wobei schlimm kein Ausdruck darstellte. Immer wieder sagte ich: „Johann kann doch nichts dafür. Er hat doch immer so schön gestrampelt. Ich will mein Kind nicht umbringen. Ich liebe Johann doch so sehr." André stand an meiner Seite, doch auch bei ihm lagen die Nerven blank.

Der Termin, am selben Tag in der Pränatalklinik, wurde von einem Oberarzt mit dem **DEGUM II** Titel durchgeführt. Schon nach einigen Sekunden beim Ultraschall brach er ab, mit den Worten, dass er gleich wieder kommen würde. Mit hochroten Augen kehrte er zurück und sprach vorsichtig: „Es tut mir wirklich sehr leid, ich weiß gar nicht, was ich sagen soll."

Der Verdacht **Anenzephalie** hatte sich somit bestätigt.

Wie schon mein Gynäkologe klärte er uns über die Möglichkeiten auf. Ich bin eine starke Frau und höre mir so einiges an, doch die Worte, die aus dem Mund des Oberarztes kamen, trafen mich sehr: „Sie sollten über eine Abtreibung nachdenken, das wäre das Beste. So ersparen Sie Ihrem Kind Schmerz und Leid. Kommen Sie wieder, wenn Sie erneut schwanger sind."

„Da brauchen Sie gar nicht anfangen. Johann darf so lange bleiben, wie er möchte, davon werde ich mich nicht abbringen lassen!", patzte ich direkt los. Wieso verstand das denn keiner, dass ich unserem Kind nicht das Leben nehmen würde?

Wir konnten es nicht mehr aushalten. Ich zog mich an und wir verabschiedeten uns mit den Worten: „Wir müssen jetzt unsere gesunden Kinder vom Kindergarten abholen."

Zu Hause erzählten wir meinen Eltern, dass unser noch ungeborener Sohn zum Tode verurteilt worden war. Als ich die Worte laut aussprach, ging es mir noch schlechter. Es zerriss mir das Herz. Mein Kind, mein Johann, würde sterben. Als Oskar und Anton nach Hause kamen, rannte Oskar auf mich zu: „Mama, Mama, was wird es denn, was wird es denn und warum weinst du denn so?"

Vorsichtig erklärten wir unseren Jungs, dass sie einen Bruder bekommen würde, der aber leider sterben müsse. Beide Jungs weinten sehr. Auch sie hatten schon einen Bezug zu Johann aufgebaut.

„Euer Bruder heißt Johann und hat ein ganz dolles Aua am Kopf. Er fliegt deswegen in den Himmel, wenn er geboren wird." Die Worte taten weh. Brannten in meiner Kehle, schmerzten in meinem Herz.

„Kann man das nicht reparieren, Mama?", fragte mich der Jüngere und ich verstand seinen Gedanken. Auch ich wollte Johann helfen: „Nein, das geht leider nicht."

Die nächsten Tage verbrachte ich damit, Berichte und Erfahrungen über Anenzephalie zu lesen und mir Bilder von Kindern anzusehen. Statt mich um das Einrichten des Kinderzimmers zu kümmern, fing ich an, eine Beerdigung zu planen. Es fühlte sich alles so kontrovers an, doch ich funktionierte einfach.

Auch wenn diese Zeitspanne eine der schlimmsten wurde, so lernten wir doch wundervolle Menschen kennen, die uns unterstützten und beistanden. Zum einen war da der Prediger unserer Kirche und dessen Frau, zum anderen einige Freunde und Verwandte.

In der Zwischenzeit hatte mein Frauenarzt sich sehr bemüht und einen weiteren Termin bei einem DEGUM II-Arzt vereinbart. Hier konnten wir Einzelheiten über **Anenzephalie** und die eventuellen Überlebenschancen erfahren.

Es ist immer wieder unfassbar. Man bereitet sich auf das Gespräch und den Inhalt dessen vor, doch nicht auf die Menschen, mit denen man zu tun hat. Schon die Begrüßung in der größeren Klinik empfand ich als enorm unangenehm: „Sprechen Sie deutsch?", war das Erste, was wir gefragt wurden, als wir an den Tresen traten.

Mein Mann und ich bejahten die Frage. Dies führte dazu, dass mein Mann hinausgeschickt wurde. Auf meine Aussage hin, dass wir nicht wegen des schönen Wetters hier wären, bekam ich die patzige Antwort: „Daran kann ich nichts ändern."

Letztendlich durfte André mit hinein und die Ärztin fing an zu schallen. Auf einmal sagte sie ganz entzückt: „Oh, er schluckt ja, er darf nicht schlucken. Anenzephalie-Kinder dürfen gar nicht schlucken. Wie soll der denn geboren werden? Kinder mit Anenzephalie schlucken nicht." Die Aussage verwirrte mich sehr.

„Ja, aber er schluckt doch?" Darauf erntete ich nur einen etwas dümmlichen Blick der Ärztin, die dann entgegnete: „Ja, aber Kinder mit Anenzephalie schlucken nicht." Dabei beließ sie es.

(Erklärung: Kinder mit Anenzephalie können eigentlich nicht schlucken, weil dies von Teilen des Gehirns gesteuert wird. In Johanns Fall war jedoch der Teil des Gehirns, der das Schlucken steuert, vorhanden.)

Das Gespräch mit der Ärztin änderte nichts an Johanns Diagnose und wir entschlossen uns, ein weiteres Mal einen **DEGUM III** Arzt zu besuchen. Im Januar sollte der Termin stattfinden. Dieser konnte aufgrund seiner Erfahrung und

Qualifikation im Ultraschall erkennen, welche Teile des Gehirns fehlten.

Ein sehr wichtiger Schritt stellte für mich die Anmeldung bei **weitertragen e.V.** dar. Hier tauschte ich mich mit Müttern aus, die entweder dieselbe Diagnose bekommen hatten oder eine lebensbegrenzende Diagnose. Nebenher plante ich weiterhin die Beerdigung und fand einen passenden, schönen Vers:

Hier auf Erden werdet ihr trauern, aber wir werden uns wiedersehen und dann wird nur sein Freude. (Die Bibel, Johannes 15–16)

Die Hoffnung stirbt zuletzt, so heißt es doch. Und der Januar kam schneller als gedacht. André und ich hatten die Hoffnung, Johann das Leben zu retten, noch nicht aufgegeben. Vielleicht konnte Johann zumindest behindert überleben.

Wir besprachen uns dann noch einmal und kamen zu dem Entschluss, noch einen anderen Arzt aufzusuchen, um uns noch eine weitere Meinung anzuhören.

Die Praxis des DEGUM III-Arztes machte mir Angst. An der Wand hingen Bilder von toten Kindern mit Anenzephalie. Niemals werde ich die Räumlichkeiten der Praxis vergessen. Ich wurde von einem jüngeren Arzt aufgerufen. Nachdem dieser kurz schallte, sagte er trocken: „Ich hole meinen Chef."

Wenige Minuten später betrat der Chefarzt mit **DEGUM III** das Zimmer und schallte, dabei sagte er: „Herzlichen Glückwunsch, eindeutigere Anzeichen für **Anenzephalie** gibt es nicht. Sie müssen sich keine Sorgen machen, das ist keine Fehldiagnose, Ihr Sohn wird definitiv sterben." Mit jedem Wort hatte meine Hoffnung sich schneller verflüchtigt. Keine Chance.

„Wie lange wird Johann leben?"

Für mich zählte jede Sekunde, die ich meinen Sohn kennenlernen durfte.

Der Chefarzt runzelte die Stirn, ob vor Belustigung kann ich nicht sagen: „Ach, wenn es hochkommt, vier Minuten."

Während der Konversation musste ich mir Sätze anhören wie: „Ihrem Sohn fehlt halt der Darth-Vader-Helm"; oder „Ich habe eine Bildersammlung von Anenzephaliekindern, wollen Sie die mal sehen?"

Dieser Arzt gab noch mehr Sätze von sich, die unter der Gürtellinie waren.

Ich trug Johann weiter und mit jeder vergangenen Woche wurde mein Bauch runder und Johann größer. Nun konnte niemand mehr übersehen, dass wir Nachwuchs erwarteten. Ein wichtiger Planungspunkt auf unserer Liste bestand aus der Geburt. Da Johann höchstwahrscheinlich lebend zur Welt kommen würde, mussten wir Gespräche mit der Kinderpalliativmedizin führen. Hier sollte der Ablauf während und nach der Geburt abgeklärt werden. Diese Möglichkeit fand ich klasse, denn so sprachen wir über lebensrettende, lebensbeendende Maßnahmen und passive und indirekte Sterbehilfe. Nach mehreren Gesprächen auf der Station entschieden wir uns gegen lebenserhaltende Maßnahmen. Wir wollten Johann entscheiden lassen, wie lange er bei uns bleiben würde. Die passive Sterbehilfe nahmen wir jedoch gerne an, denn wir wollten nicht, dass Johann leidet.

Ebenso besprachen wir, dass Johann eine Mütze angezogen bekommen sollte, da ich im Moment Angst hatte, mir Johann mit offenem Kopf vorzustellen.

Die Mitarbeiter auf der gesamten Station der Neonatologie waren wirklich freundlich. Wir hatten großes Glück mit der behandelnden Hebamme. Sie sagte: „Wir machen das Beste aus Ihrer Situation, für Sie als Eltern und für Johann."

Bei einer wichtigen Überlegung half mir Birgit, die Gründerin der **Regenbogeninitiative e.V.**: „Ich habe so viele Totgeburten begleitet und du schadest deinen Jungs nicht, wenn sie Johann kennenlernen."

Und dann begann die Zeit, Erinnerungen mit Johann zu sammeln. Wir schafften Erinnerungen für die Zukunft, in der er nicht mehr bei uns sein würde. Oskar, Anton, mein Mann und ich, unternahmen viele Spaziergänge, schossen Fotos, zeigten Johann die Berge und bekamen ein 3D-Ultraschall von unserem Frauenarzt geschenkt. Alle Termine für die Vorsorgeuntersuchungen legten wir so, dass auch André dabei sein konnte. Alle zwei Wochen kam Sandra, unsere Hebamme und machte, gemeinsam mit den zwei Jungs, die Untersuchungen. Nach den Herztönen zu hören, fanden Oskar und Anton super.

Ich muss an dieser Stelle wirklich meine Jungs loben. Sie begleiteten mich trotz ihres jungen Alters so herzlich in der Schwangerschaft. Sie streichelten den kugeligen Bauch und erzählten Johann Geschichten.

Die Monate meiner Schwangerschaft liefen reibungslos, wie man sich das neben der Gesamtplanung für die Beerdigung, die Gespräche auf der Palliativstation und den ganzen Untersuchungen vorstellen kann.

Über einen Vorfall möchte ich gerne noch berichten, denn ich möchte gerne einmal das Verhalten einer schwangeren Frau in der heutigen Gesellschaft darlegen.

Während ich Johann in meinem Bauch schaukelte und jede Sekunde mit ihm genoss, gab es eine Kindergartenmutter, die ebenfalls schwanger war. Ab dem 8.Monat jammerte sie durchgehend, wie schwer und anstrengend alles wäre. Zum Ende hin ließ sie sich sogar ihren Sohn von einer Erzieherin aus dem Kindergarten tragen. Als die Erzieherin mich dann eines Tages fragte: „Soll ich dir deinen Anton auch raustragen?", fiel ich fast vom Glauben ab.

Ich lächelte: „Nein, denn ich bin schwanger und nicht krank." Die Erzieherin lachte, denn sie konnte sehr gut nachvollziehen, wie „krank" und „faul" manch Schwangere in der heutigen Zeit doch ist.

Innerlich dachte ich bei mir, dass in der heutigen Zeit alle Frauen denken, dass sie krank wären. Lustig, denn ich verhielt mich niemals krank, obwohl in meinem Bauch ein krankes Kind lag und sterben würde. Welch eine Ironie.

Trotz der Diagnose von Johann übertrug ich ihn. Dies ist bei Anenzephalie-Kindern selten, denn durch die Unmengen an Fruchtwasser öffnet sich normalerweise schon vor ET der Muttermund. Johanns Herz schlug kräftig und deshalb sollte die Geburt vorsichtig eingeleitet werden. Am Montag, den 03. Mai 2021, fuhren wir in unsere Wunschklinik. Wir bezogen unser Zimmer auf der Palliativstation. Nicht eine Sekunde dachte ich daran, dass dies ein Krankenhaus war, denn das Zimmer ähnelte eher einer Ferienwohnung.

Die Wehen ließen lange auf sich warten, nachdem ich das homöopathische Einleitungsgetränk zu mir genommen hatte, doch dann kamen sie. Gemeinsam mit André machten wir uns auf in den Kreißsaal.

Da ich Oskar und Anton noch vor dem Schlafengehen anrufen wollte, bat ich André gemeinsam mit mir nach unten zu gehen. Das Laufen fiel mir inzwischen sichtlich schwerer durch die Wehen, doch ich meisterte den Weg hinaus und rief die Jungs an.

Dann fing es an zu drängen und ich hegte den Wunsch, wieder hineinzugehen. Alle drei Schritte überrollte mich inzwischen eine kräftige Wehe und ich musste stehen bleiben, um diese zu veratmen.

Wieder im Kreißsaal angekommen, platze meine Fruchtblase mit einem Knall und ich bat um Schmerzmittel. Der Arzt, der nach mehreren Wehen später eintraf, meinte grinsend: „Also das mit den Schmerzmitteln wird nichts mehr, der Muttermund ist vollständig geöffnet."

An die Hebamme und den Arzt gewandt, sagte ich: „Ich habe so Angst, Johann kaputtzudrücken. Ich will Johann doch nicht verletzen." Wie auf einem Band wiederholte ich die Worte mehrere Male. Ich war verzweifelt. Wie in Trance murmelte ich immer wieder: „Hast du den Beutel dabei? Leg die Mützen raus, die Mützen!" Mein Mann nickte und beruhigte mich somit ein wenig.

Meine Psyche ließ Johann aber noch nicht gehen. Ich war noch nicht bereit für das Ende der Geburt und so ließen meine Wehen immer wieder nach. Jedes Mal, wenn der Arzt zur Türe hinausging, fingen meine Wehen wieder an.

Unterdessen bekam ich überhaupt nicht mit, dass sich vor dem Kreißsaalzimmer die Palliativmediziner versammelt hatten. Es wurde so schön darauf geachtet, dass alles dezent und ohne Stress vonstattenging, dafür bin ich allen Beteiligten so dankbar.

Während einer Wehe, der Arzt befand sich hinter dem Vorhang, sagte ich zu mir: „Ich will Johann endlich kennenlernen."

Und somit wurde Johann Heine am 03.05.2021 um 23.05 Uhr geboren.

Jeglicher Gedanke an Angst verschwand und ich nahm meinen Sohn auf die Brust. Leise sprach ich mit ihm: „Hallo mein Süßer, wie schön, dass du da bist." Niemals könnte ich beschreiben, wie endlos glücklich ich in diesem Moment war.

André stand neben mir und auch er freute sich. Wir weinten Tränen der unendlichen Liebe und genossen jede Sekunde mit Johann. Doch die Angst vor dem Tod ließ mich nicht los. Immer wieder fragte ich: „Lebt er noch? Lebt er noch?"

Doch ich wusste selbst, dass Johann noch am Leben war. Er war so warm, so zuckersüß und sah so lebendig aus. Immer wieder zuckte er und bewegte seine weichen Lippen.

Noch heute sehe ich dieses Bild vor meinem inneren Auge und bin so dankbar dafür.

Als die Nabelschnur auspulsierte kamen die **Neonatologen** in das Zimmer. Sie traten zu uns heran und ließen Johann auf meinem Arm. Es wurde nach den Herztönen gehört und danach holten sie Birgit, die vor der Türe gewartet hatte, hinein. Sie schoss die ersten Bilder von Johann und lernte ihn noch lebend kennen.

Während ich genäht wurde, gab ich Johann das erste Mal ab, zu seinem Vater. Dieser wickelte Johann in eine Decke, die ich ihm genäht hatte. Keiner von uns kam auf die Idee, Johann eine Mütze anzuziehen, denn es war uns egal, wie unser Sohn aussah. Für uns sah er perfekt und wunderschön aus. Der perfekte Sohn und kleine Bruder.

Wir kuschelten dann zu dritt weiter und nach einer halben Stunde schlief Johann einfach ein und verstarb.

Die Leichenstarre setzte kurz danach ein und er wurde kalt. Wir behielten Johann trotzdem noch weiter im Arm, denn wir waren stolze Eltern eines wunderschönen Sternenjungen geworden. Wir sind Johann so dankbar, dass er uns eine halbe Stunde seiner Lebenszeit geschenkt hat. Diese doch so kurze Zeit fühlt sich bis heute so an, als wäre sie nur für uns stehen geblieben.

Auf dem Zimmer der Palliativmedizin badete mein Mann Johann und wir besprachen, dass am nächsten Morgen Oskar und Anton kommen sollten. Zu dritt kuschelten wir dann im Bett weiter.

Am nächsten Morgen besuchte uns eine Fotografin von **dein Sternenkind** und im gleichen Moment traten auch Oskar und Anton, mit ihrer Tante, durch die Türe. Oskar begrüßte uns mit den Worten: „Mama", er schrie fast, „wo ist mein Johann? Ich habe mich extra hübsch gemacht!"

Beide Kinder hatten keinerlei Scheu, Johann anzufassen oder nach Besonderheiten zu fragen. Sie liebten ihren Bruder, denn Kinderherzen sind reine Herzen und machen keinen Unterschied bei Besonderheiten. Da die Leichenstarre schon vorüberging, wurde Johann auch wieder weich. Die Bilder von **dein Sternenkind** *sind unfassbar schön geworden und ich schaue sie mir noch oft an. Alle drei Heine-Jungs sind auf den Fotos, und die Ähnlichkeit untereinander nicht zu verkennen.*

Erst kurz nach der Beerdigung von Johann fing Franzi allmählich an zu begreifen, dass ihr Sohn für immer von ihr gegangen war. Nie wieder würde sie mit ihm kuscheln können. Nie wieder in sein zuckersüßes Gesicht sehen und beobachten, wie Johann Grimassen schnitt oder die Lippen bewegte. Als Franzi ihren Milcheinschuss bekam, denn sie verweigerte mit gutem Recht die Abstilltabletten, kam ihr das brutal und verkehrt vor im Angesicht dessen, dass es kein Kind gab, für welches die Nahrung bestimmt war. Einen Monat später bekam sie das erste Mal nach der Geburt und der Schwangerschaft ihre Periode. Franzi brauchte vier Tage, um zu begreifen, dass Johann nicht mehr in ihrem Bauch strampelte. Doch in diesen vier Tagen verstand sie, dass ihr Sohn für immer in ihrem Herzen war.

Durch Johanns Tod veränderte sich Franzi in ihrem Wesen. Sie ging nicht mehr so unbeschwert durch das Leben wie früher, sondern grübelte viel und dachte oft an den Tod. Doch wenn sie mir von Johann erzählt, dann sieht man ihr an, dass Johann ihr so viel Liebe schenkte. Um es in Franzis Worten zu sagen: *Johann schenkte uns Liebe, Zeit und noch mehr Liebe. Diese Liebe kann man nicht in Worte fassen, denn sie hält auch nach dem Tod noch an.*

Franzi erwartet nun ihr viertes Kind. Am Anfang machte sie sich Sorgen, ob mit dieser Schwangerschaft alles in Ordnung sei, doch hierzu besteht kein Grund. Alle Untersuchungen ergaben, dass es ihrem Baby gut geht. Sie denkt sehr oft an Johann und pflegt das Grab. Oft weint sie, doch das ist wichtig, denn es sind die Tränen einer unendlich liebenden und trauernden Mutter.

In Gedenken an Johann Heine, der im Himmel weiter rockt und mit den anderen Sternenkindern über die Regenbogenrutsche rutscht.

9. Tagebuch für einen Stern

Vorerst stelle ich mich kurz vor. Ich bin Viviane, die Autorin dieses Buches und Mama von vier[1] Kindern. Meine Kinder heißen Liem (6), Zara-Luna (4), Emilia Frida Leilani (†) und vor Kurzem habe ich erfahren, dass ich erneut schwanger bin. Milo, wir freuen uns so sehr auf dich.

Im Januar 2021 stellte ich fest, dass mein Partner und ich ein Kind erwarteten. Geplant war es nicht, doch wir freuten uns und beschlossen, den kleinen Krümel zu behalten. Von Anfang an liebte ich den Krümel in mir und wusste instinktiv, dass es ein Mädchen werden würde.

Als die sogenannten *kritischen 12 Wochen* vorbeigingen, fiel eine kleine Last von mir. Doch ein komisches, sonderbares Gefühl von Angst blieb. Dies war die erste Schwangerschaft, in der ich mir Sorgen machte. Liem und Luna erfuhren in der 12. Woche, dass sie ein Geschwisterchen bekommen würden. Beide freuten sich sehr.

Schon vom Beginn an der Schwangerschaft fing ich an, ein Tagebuch zu schreiben; an und für Emilia.

Tagebuchausschnitte:
22.03.2021, Montag, 12.Woche
Juhu! Ab der 12. Woche kann nichts mehr passieren, so heißt es doch immer. Immer wieder kann ich dich blubbern fühlen. Es fühlt sich an, als würde man eine Sprudelflasche in meinem Bauch öffnen. Als würdest du mir Luftblasen in den Bauch pusten.

---

[1] Ihr werdet bei der Danksagung hinten sehen, dass ich mich bei meinen fünf Kindern bedanke. Was 2019 passiert ist, beschreibe ich jedoch in einem anderen Buch von mir. Hier möchte ich darauf nicht näher eingehen.

12.04.2021, Montag, 15.Woche

Heute hatten wir wieder einen Termin bei meiner Frauen-ärztin. Wir sind jetzt in der 15. Woche angekommen. Auf dem Ultraschall war alles in Ordnung und du entwickelst dich fleißig weiter. Alles ist dran. Arme, Beine und ein Kopf. Deine leichten Bewegungen kann ich ja schon fühlen und wenn ich dich stupse, dann stupst du zurück, als würdest du mir mitteilen, dass du da bist.

Von allen Ultraschallterminen mache ich ein Video. Ich möchte dir unbedingt, wenn du groß bist, einmal die Schwangerschaft mit dir zeigen.

Jeden Tag freuen wir uns mehr auf dich. Zwar ist mein komisches Gefühl immer noch da, aber ich denke positiv. Ich bin mir ziemlich sicher, dass du ein Mädchen wirst, und wir haben dir schon einen Namen gegeben: Emilia Frida Leilani – Die Ehrgeizige, der Frieden und die Blume des Himmels.

Dein Papa ist ganz schön aufgeregt und ist schon am Ba-bysachen besorgen und planen. Die Vorsorge lasse ich jetzt nur noch von Silke, unserer Hebamme durchführen, denn wir wollen dich zu Hause zur Welt bringen. Du bist mein kleiner Glückskäfer, unser Sonnenschein und auch deine Geschwister freuen sich ganz arg auf dich und reden immer mit meinem Bauch und erzählen dir Geschichten.

10.05.2021, Montag, 19. Woche, Organscreening

Heute habe ich endlich den Termin für das Organscreening. Ich bin schon ganz aufgeregt zu sehen, wie groß du gewor-den bist.

Deine Bewegungen werden immer stärker. Ich habe das Gefühl, dass du ein starkes Mädchen bist. Doch obwohl du so viel Platz in meinem Bauch hast, fühle ich dich immer nur an einer Stelle. Es ist so anders als bei Liem und Luna. Die Bewegungen der beiden fühlte ich immer verteilt im Bauch. Man sagt ja, dass jedes Kind anders ist.

Nachtrag: Während der Untersuchung bei der Frauenärztin stelle ich fest, dass diese heute nicht sonderlich gesprächig ist – im Gegensatz zu den vorherigen Terminen. Irgendwann sagte sie: „Hm."

Dann schwieg sie wieder. Ich konnte dich sehen. Du lagst eingekuschelt in deiner Ecke, wie üblich. Langsam werde ich etwas ängstlich. Dein Papa muss leider draußen warten, wegen Corona ist das so.

Meine Ärztin zieht die Augenbrauen zusammen und schallt wieder. Es dauert länger als bei deinen Geschwistern und ich werde zunehmend nervös. Wie das Herz eines Kolibris kann ich auf dem Monitor erkennen, dass du lebst. Muss ich mir trotzdem Sorgen machen? Die Untersuchung und Abmessung von dir dauert so lange. Als die Ärztin fertig ist, ziehe ich mich an. In den Augen meiner Ärztin erkenne ich, dass sie mir noch etwas sagen möchte.

„Ich würde Sie gerne in die Universität schicken", mein Herz bleibt stehen als sie die Worte aussprach.

„Wieso?" Mehr fällt mir zu diesem Zeitpunkt nicht ein. Mein Gefühl hat sich bestätigt, dir scheint es nicht gutzugehen.

Die Ärztin macht eine Handbewegung und versucht in beruhigendem Ton zu sprechen: „Nur zur Abklärung. Die Differenz von Bauch-Kopf-Verhältnis stimmt nicht. Dies kann aber auch an meinem etwas älteren Gerät liegen."

Heißt das, ich muss mir keine Sorgen machen? Ich spreche meine Gedanken laut aus, möchte hören, dass mit meinem Baby alles in Ordnung ist.

„Nein, Sie müssen sich keine Sorgen machen, es dient lediglich zur Kontrolle." Sie lächelt wieder, ein gutes Zeichen.

21.05.2021, Montag, 20. Woche, Pränatal-Ultraschall

Emilia. Ich weiß nicht, wo ich nun anfangen werde zu schreiben. Du wirst dies alles niemals lesen, denn heute ist etwas wirklich Schlimmes passiert. Auf den Termin in der Pränataldiagnostik mussten dein Papa und ich eine Woche warten. Der monoton-redende Arzt und die Praxis waren mir sehr unsympathisch. Der Professor wirkte so kalt und eher unmenschlich. Zum Glück durfte dein Papa auch mit hinein. Als der Professor anfing den Ultraschall zu machen, konnten wir beide sehen, wie groß du geworden bist und dein Papa hatte Tränen in den Augen. Er hat sich so gefreut, dich auch einmal „live" zu sehen.

Eine Stunde lang schallte der Professor und redete kein Wort mit uns. Es wurde immer unangenehmer, diese Stille.

„Möchten Sie zuerst die gute oder die schlechte Nachricht hören?", fragte er uns nun.

„Die Gute", war meine sofortige Antwort.

„Ihre Tochter hat einen Herzfehler."

Stille. Ich atmete hektisch. Versuchte, irgendwo in meinem Kopf Ordnung zu schaffen und rational zu bleiben. Irgendwo liefen Tränen an meinen Wangen hinab, ich konnte sie fühlen. Der Professor sah meine Reaktion und fügte an: „Das ist nicht schlimm, das könnte man operieren nach der Geburt."

Ok. Ich beruhigte mich wieder und dein Papa hielt meine Hand fester.

„Was ist die schlechte Nachricht?", fragte dein Papa nun.

Die Augen des Professors erfassten deinen Papa: „Die schlechte Nachricht ist, dass ich den Verdacht habe, dass Ihre Tochter Triploidie hat. Ihr Kind wäre somit nicht überlebensfähig."

Nicht überlebensfähig; ich verstand, was das bedeutete. Mein Kopf zählte eins und eins zusammen. Ich wollte nur noch, dass der Arzt aufhörte zu reden. Er sollte nicht weitersprechen. Kein Wort wollte ich mehr hören. Das konnte doch nicht sein? Wir freuten uns doch so auf dich.

Ein kleiner Funke in meinem Kopf sagte: *Verdacht.* Das musste ja nicht heißen, dass es tatsächlich so war? Auf der anderen Seite war dies ein angesehener Professor, der von seinem Fach wirklich viel verstand. Er würde doch keinen Verdacht aussprechen, wenn es nicht der Fall wäre? Emilia, wenn du wirklich krank bist, dann haben wir keine Möglichkeit, dir zu helfen. Wie in Trance ließ ich die Fruchtwasser- und Plazentauntersuchung durchführen. Wie in Trance fuhren wir nach Hause und nun sitzen wir hier und warten auf die Ergebnisse.

Kleines Mädchen – Ich habe fürchterliche Angst um dich. Ich bin doch deine Mama und sollte dir helfen.

26.05.2021, Dienstag, 21. Woche:

Es steht fest. Die letzten Tage vergingen wie in Zeitlupe. Ich habe noch mehr mit dir gesprochen, dir so viel vorgesungen und dir deine Spieluhr auf meinen Bauch gelegt. Ich liebe dich. Mein Telefon klingelte in die Stille hinein. Dein Papa und ich sprachen die letzten Tage wenig. Jeder hing seinen Gedanken nach.

„Der Verdacht hat sich bestätigt", das waren die Worte des Professors. Das Telefon stand auf Lautsprecher und ich habe in die Augen von deinem Papa geblickt und auch seinen Schmerz gesehen.

Du wirst sterben und es bricht mir jetzt schon das Herz.

„Können wir irgendetwas tun und was sind unsere Möglichkeiten?" Rational. Ich versuchte zu retten, was nicht mehr zu retten war. Doch was tut man nicht alles, wenn man einen Menschen liebt?

„Sie können einen Spätabbruch vornehmen lassen, dies bedeutet, die Wehen werden eingeleitet und Sie bringen das Kind zur Welt. Unter der Geburt wird Ihr Kind sterben, da es für diese Woche zu früh ist." Wow. Eiskalt, ohne irgendwelche Gefühle.

Am liebsten hätte ich ihm ins Gesicht gesehen und ihn gefragt, ob er kein Mensch war. Wie konnte uns jemand so legitim mitteilen, dass der Mensch, den wir beide lieben, niemals leben würde?

Nachtrag: Nachdem das Telefonat beendet war und wir stundenlang geweint hatten, suchte ich im Internet nach Alternativen. Ich fand ein Forum: *weitertragen e.V.* Ich muss also nicht damit leben, dir das Leben zu nehmen. Ich kann dich, Emilia, frei entscheiden lassen, wie lange du bei uns bleiben möchtest. Noch immer rege ich mich über die Worte des Professors auf: „Ein Spaß der Natur."

Denkt er etwa, dass das für uns ein Spaß ist, dass du sterben wirst!?

29.05.2021, Freitag, 21. Woche, *weitertragen e.V.*

Ich habe ein Forum gefunden. Eines, in dem ich mich mit anderen Mamas austauschen kann, die ebenfalls schlimme Diagnosen für ihre Kinder bekommen haben. Erst jetzt habe ich bemerkt, dass es viel mehr Krankheiten gibt als Trisomie 21. Warum wird man nicht früher darauf hingewiesen, dass auch nach der 12.Woche etwas passieren kann?

Viele Frauen habe ich in dem Forum kennengelernt. Mit einigen schreibe ich auch über das Handy. Franzi, ich mag sie sehr. Ich glaube, du würdest sie auch mögen, Emilia.

05.06.2021, Samstag, 23. Woche, Salem

Die letzten Wochen haben wir versucht, so viele Erinnerungen wie möglich mit dir zu schaffen. Fotos von meinem kleinen Bauch. Videos deiner Herztöne. Heute steht ein Ausflug zum Affenberg an.

In den letzten Tagen kann ich nicht mehr so gut schlafen. Du weckst mich immer ganz früh, so auch heute. Ich bin der Meinung, dass du mir mit deinen vielen Bewegungen sagen möchtest, dass du noch da bist und ich mir keine Sorgen machen soll. Irgendetwas ist heute aber anders. Du bist noch aktiver als sonst.

05.06.2021, Samstag, 23. Woche, Salem 12.24 Uhr

Ich tippe auf meinem Handy, denn ich habe meinen Laptop nicht dabei, um einen Eintrag zu verfassen. Mein Gefühl sagt mir, dass du um 12.24 gegangen bist. Du hast deinen Körper zurückgelassen und bist in den Himmel geflogen. Es war, als hätte mich etwas von oben angestupst. Luna war gerade auf dem Klo und da habe ich es gemerkt. Du hast aufgehört, dich zu bewegen und bist wie ein kleiner Stein in meinem Bauch nach unten geschwommen. Mein Gefühl hat sich in diesem Moment auch verändert. Ich bin ganz ruhig geworden und habe ganz fest an dich gedacht. Deinem Papa habe ich es direkt gesagt und auch er hatte um diese Uhrzeit ein komisches Gefühl.

Für die Kinder musste ich stark sein, konnte ihnen nichts sagen, doch ich wollte weinen und schreien. Ich durfte nicht.

Nachtrag:

Wir haben nach den Herztönen geschaut, es sind keine mehr da. Dein Papa hat mich in den Arm genommen und wir haben zusammen geweint. Er ist der Positivere von uns beiden und hat noch Hoffnung, doch mein Gefühl täuscht mich nicht. Da sind keine Bewegungen mehr. Es fühlte sich alles an, als würde mein Körper zerreißen. Ich versuchte für alle stark zu sein, mir nichts anmerken zu lassen – aber innerlich schrie ich nach Hilfe. Ich liebe dich, Emilia, mehr, als Worte es je beschreiben können.

10.06.2021, Donnerstag, Krankenhaus

Da der Professor in der Uniklinik sehr unsympathisch war, wechselten wir in eine anthroposophische Klinik. Der Professor hier kümmerte sich persönlich um uns. Bei ihm machten wir auch die nächsten Vorsorgetermine. Nachdem mein Partner und ich keine Herztöne mehr fanden, warteten wir ab, denn wir hatten ein paar Tage später einen Termin zur Kontrolle. Der Arzt war wirklich klasse. Ehrlich, gefühlvoll und menschlich. Als er die Kontrolluntersuchung durchführte, sah ich es sofort. Emilia lebte nicht mehr. Kein Herzschlag war auf dem Bildschirm zu erkennen, keine Bewegungen, die ich schon seit Tagen nicht mehr gefühlt hatte.

„Ich muss es aussprechen", der freundliche Professor holte Luft und sprach dann aus, was wir alle dachten: „Es tut mir leid, aber ich kann keinen Herzschlag mehr feststellen", er machte eine Pause, „...es tut mir wirklich leid."

Tot. Meine Tochter war tot. Obwohl ich schon seit Tagen das Gefühl hatte, tat die Bestätigung noch mehr weh. Zu wissen, dass sie nicht mehr lebte, war fast schlimmer als der Verdacht. Der Chefarzt schallte weiter und ich war ihm dafür dankbar. Er gab mir noch Zeit.

Zuletzt druckte er mir ein Bild aus und gab es mir in die Hand: „Nehmen Sie sich jetzt Zeit und übereilen Sie nichts. Es tut mir wirklich leid." Ein herzlicher Mensch, trotz seiner Arbeit und den Diagnosen, die er jeden Tag sieht und überbringen muss.

Auf der Rückfahrt nach Hause sah ich seit Jahren einen Regenbogen. Er war riesig und bog sich über den ganzen Himmel. Auch wenn in meinem Inneren ein Sturm aus Trauer und Hass tobte, so lächelte ich doch. Meine Tochter war am Samstag, den 05.06.2021, zu den Sternen geflogen. Sie hatte sich wohl vorgenommen, ihre Geschwister, die nicht bei uns wohnten, noch einmal lachen und spielen zu hören, danach hatte ich sie in den Schlaf geschaukelt. Schlaf gut, Emilia.

11.06.2021, Freitag, zu Hause

Vielleicht habe ich Glück und du machst dich trotz deines Todes allein auf den Weg zu mir. Seit ein paar Stunden habe ich Wehen, keine nennenswerten, doch ein bisschen ziept es schon. Ich habe sogar schon deinen Pool aufgeblasen, indem du zu Hause auf die Welt kommen sollst.

12.06.2021, Samstag, Krankenhaus

Gestern Mittag fuhren wir noch in das Krankenhaus, in dem festgestellt wurde, dass Emilia nicht mehr lebt. Die Wehen sind am Freitagmittag einfach wieder verschwunden. Am Abend bekam ich dann von einer Hebamme namens Anna Tabletten, zum Einleiten der Wehen.

Heute Morgen hatte ich dann einen Blasensprung. Nun warten wir auf Wehen und einen Fortschritt. Nebenher male ich für Liem und Luna ein Fotoalbum über den Ausflug vom Affenberg. Es brennt in meiner Kehle, aber da sind keine Tränen, ich habe alles richtig gemacht und Emilia allein entscheiden lassen, wann sie gehen möchte.

13.06.2021, Sonntag, blanke Nerven

„Wenn sie heute nicht kommt, gehen wir wieder nach Hause", hatte ich noch zu Emilias Vater gesagt.

Die Geburten meiner beiden anderen Kinder gingen relativ flott: drei und sechs Stunden. Emilia hielt es hingegen wirklich spannend.

„Ich will nicht mehr." Meine Nerven lagen blank. Die Wehen nicht erwähnenswert. Vom Schmerzlevel befand ich mich gerade mal auf Stufe 1. Das Nicht-mehr-Wollen rührte eher vom Schlafmangel und der Aufregung. Alle sechs Stunden nahm ich eine Tablette zur Einleitung und langsam hatte ich keine Lust mehr.

13.06.2021, 16:22 Uhr, Sonntag, Emilia Frida Leilani

„Hol die Hebamme!", sagte ich ein wenig atemlos. Es war nachmittags gegen vier Uhr und ich spürte einen leichten Pressdrang. Mein Partner eilte und ich drückte leicht. Auf einmal fühlte ich etwas und dann machte mein Kopf dicht.

Mein Partner und die Hebamme traten zu mir an die Wanne heran und sahen in meinen geschockten Gesichtsausdruck.

„So klein", sagte ich daraufhin und fing das erste Mal an zu weinen, seit wir im Krankenhaus waren. Beim Drücken hatte ich Emilias Fuß gespürt, er war nicht größer als meine Fingerkuppe. Nun hatte ich panische Angst. Sie war einfach zu klein.

„Magst du noch einmal probieren, zu drücken?", fragte mich die Hebamme. Ich nickte und versuchte es.

Schon beim Versuch merkte ich, dass nichts mehr gehen würde. Irgendetwas war anders. Keine Wehe, nichts mehr. Erneut fing ich an zu weinen. Nun merkte ich doch, dass es mir psychisch schlechter ging als angenommen.

Nachtrag:

Inzwischen war es 21 Uhr und die Hebammen hatten einen Schichtwechsel. Bisher hatte ich keine weiteren Wehen bekommen. Ich bekam sogar einen Wehentropf, eingestellt auf höchster Stufe, doch auch dieser löste keine weiteren Wehen aus. Die Hebamme, mit der ich mich von Anfang an gut verstanden hatte, betrat unser Zimmer.

Anna redete beruhigend auf mich ein und versuchte mir meine Angst zu nehmen: „Geh noch einmal tief in dich und versuche, Ruhe zu finden."

Ich machte meine Augen zu und versuchte, in die Ewigkeit hineinzusprechen. In Gedanken sprach ich direkt zu meiner Tochter: „Am liebsten würde ich dich für immer bei mir tragen, aber das geht nicht. Ich habe solche Angst dich loszulassen, aber ich möchte dich endlich kennenlernen." Leise fing ich an zu weinen und dann sagte ich laut:

„Ich schreibe dir ein Buch, hast du gehört, eines für alle Sternenkinder. Ich liebe dich so sehr, wie man keinen anderen jemals lieben kann."

Als ich den letzten Satz zu Ende laut aussprach, drehte ich mich auf den Rücken. Ich merkte, sie würde jetzt kommen und um 22.22 Uhr erblickte ich meine Tochter, Emilia Frida Leilani, das erste Mal. Ich weinte nicht mehr, ich sah sie mir einfach nur an, ohne etwas zu sagen.

14.06.2021, Montag, ein Tag nach der Geburt

Dies wird mein letzter Eintrag sein, denn du bist nun im Himmel, bei den anderen Sternenkindern. Du bist nicht mehr in meinem Bauch und alles fühlt sich so leer an. Ich habe dir versprochen, auf deinen Körper aufzupassen, das habe ich. Wir waren ganz vorsichtig mit dir und auch deine Geschwister waren so stolz auf dich, Luna sagte: „Du bist wunderschön."

Bisher konnte ich noch kein einziges Mal richtig weinen. Es kommt mir noch so surreal vor, als wärst du noch hier, irgendwo.

Heute Abend kam der Bestatter. Zuvor haben wir dir noch deine letzte Ruhestätte bequem gemacht, haben ein Lammfell, deine Spieluhr und unser Familienschaf hineingelegt. Jetzt hast du es kuschelig warm. Deine Oma hat zuvor eine kleine Prinzessin auf den Sarg gemalt, die mit den Vögeln davonfliegt, wie bei dem kleinen Prinzen. Dein Papa und ich haben danach noch Schmetterlinge darauf geklebt und unsere Wünsche für dich aufgeschrieben.

Als der Bestatter da war, haben wir dich in eine Einschlagdecke gehüllt und dich hineingelegt. Dein kleiner Hase und deine Spieluhr, dessen Klang dir so gefallen hat, schauen nun zu dir und behüten dich. Mein Großonkel hat dein letztes Bett so entworfen, dass, wenn man ihn einmal zu macht, ihn nie wieder öffnen kann. Das habe ich getan. Ich habe ihn verschlossen, damit mein Versprechen erfüllt ist. Niemand wird diesen Deckel je wieder öffnen können.

In Liebe, deine Mama.

Beerdigung

Die Beerdigung verlief ruhig. Fast alle Familienangehörigen weinten. Meine Mutter, meine Schwester und auch bei der Familie meines damaligen Partners flossen die Tränen. Luna und Liem bemerkten, dass etwas anders war als sonst. Beide verhielten sich sehr ruhig und Liem zeigte sich sehr aufmerksam. Zum Ende hin las ich einen Brief vor, den ich an Emilia geschrieben hatte. Luna hielt während des gesamten Briefes mein Bein fest, als würde sie sagen wollen: *Mama, ich bin aber noch da.* Die letzten Worte, die ich Emilia mit in den Himmel geben wollte, sprach ich unter Tränen:

Emilia ist unsere Tochter, ob sie lebend geboren wurde oder nicht. Ihr Herz hat geschlagen und aufgegeben. Es ist egal, wie alt ein geliebter Mensch wird, er wird vermisst. Emilia hatte 24 wunderschöne Wochen. Emilia ist meine Rose, etwas ganz besonders, wie alle Kinder dieser Welt. Auch, wenn ihr zarter Körper nicht mehr bei uns sein wird, so wird es bei Nacht sein, als lachten alle Sterne, weil sie auf einem von ihnen sitzt, weil sie auf einem von ihnen wohnt, weil sie auf einem von ihnen lacht. Wir allein, die, die wir sie vermissen, werden ihr Lachen hören. Unsere Tochter, geliebte Emilia Frida Leilani, unsere Blume des Himmels, dies sind nicht die letzten Worte, die wir an dich richten werden, denn in Gedanken sind wir immer bei dir.

Aus Liebe entstand Leben und aus deinem Leben wurde Liebe. Mit jedem Atemzug, mit jeder Sekunde und mit jedem Moment wurde sie größer. So viel hätten wir dir gerne im Leben erklärt, beigebracht und gezeigt, doch jetzt fangen wir erst einmal mit einem Danke an.

Danke, dass dein großer Bruder und deine große Schwester dich schon in der 12. Woche blubbern hörten. Danke, dass ich dein erstes, kleines Piksen in der 14. Woche fühlen durfte. Du warst ein ganz starkes Mädchen. Du warst eine Überraschung, doch von Anfang an wusste ich, dass du da bist. Von Anfang an gewollt und sehr erwünscht. Die vielen Tritte in dieser kurzen Zeit haben wir mehr genossen als die Unendlichkeit. Emilia, die Ehrgeizige, der Frieden, die Blume des Himmels. Der Name passt zu dir, obwohl er schon in der 9. Woche feststand.

Worte können niemals beschreiben, was ich für dich empfinde. Man sieht nur mit dem Herzen gut, alles andere ist für das Auge unsichtbar.

Als wir erfuhren, dass du sehr, sehr krank bist, zersplitterte unsere Welt. Gemeinsam mit dir setzten wir die Splitter wieder zusammen. Schufen Erinnerungen für die Ewigkeit. Wir hofften, dass alles nur ein Fehler, ein Traum, eine Fehldiagnose war. Wir warteten, bis deine Zeit gekommen war, um dich mit den Vögeln in den Himmel fliegen zu lassen. Mit allem, was wir geben können, mit all der Liebe, die wir haben, begleiteten wir dich. Dort oben wirst du nicht allein sein, denn viele andere Sternenkinder werden auf dich warten.

Langsam hob sich ein Schleier des Schocks von mir und ich wusste, dass wir dich nie trösten, nie weinen oder motzen hören. Dass wir dich nicht ins Erwachsenenalter begleiten können, mit dir spielen, Quatsch machen und sogar niemals mit dir schimpfen werden.

Als uns das klar wurde, sagte ich: „Ich wusste, wie sehr man jemanden lieben kann, ohne ihn zu kennen, aber ich wusste nicht, wie sehr man seine Tochter lieben kann, wenn man sie gezähmt hat, ohne sie je gesehen zu haben." Ich weinte oft-Tränen der Liebe. Was sagt man seiner kleinen, zarten Tochter, seinem kleinen Mädchen, wenn man es heute, am Tag der Beerdigung, fliegen lassen muss?

Wir möchten dir all unsere Liebe schenken, denn Mamas, Liems und Lunas Liebe, ist bekanntlich die schönste und wärmste, denn wir sind Familie. Für uns bist du nicht „nur" unserer Tochter, sondern Liebe, die zu Leben wurde. Ein kleiner, perfekter Engel in den Wolken. Die vergangenen Wochen füllten wir mit Erinnerungen fürs Leben. Ausflüge, Bilder und Videos. Du hast dabei immer gestrampelt und vielleicht hast du gewusst, dass ich etwas brauche, damit ich dich in Erinnerung bei mir behalten kann.

Am liebsten würde ich dir tausend Worte auf deinen Flug mitgeben, tausend Seiten lesen, tausend Wörter, um zu beschreiben, was wir für einen Verlust empfinden. Deshalb sage ich: „Wir werden dich weitertragen, im Herzen. Immer und ewig. Bis zum Mond und wieder zurück. Für uns bist du unersetzlich und unser ganzer Stolz. Die Natur ist bezaubernd und vollbringt Wunder. Als du deinen Körper zurückgelassen hast, bist du über die Regenbogenbrücke gelaufen, in die Wolken gehüpft. Am Samstag, den 05.06.2021, hast du den Himmel für uns weinen lassen und mir einen der größten Regenbogen geschenkt, den ich bis dato sah.

Ich weiß, irgendwann, wenn auch meine Zeit gekommen ist, werde ich dich wieder sehen. Dann nehme ich dich in meine Arme und erzähle dir Geschichten. In Wärme und unendlicher Liebe, niemals vergessen, deine dich liebende Mama.

Die Trauer um meine Tochter wird niemals enden, doch sie wird anders, stiller, nicht mehr ganz so schwierig. Emilia hat mich sehr viel gelehrt. Zum einen lehrte sie mich Geduld und zum anderen, wie es ist, jemanden zu verlieren, den man mehr als alles andere liebt. Sie brachte mir auch bei, dass ich nicht für immer traurig sein muss, denn ich weiß, dass sie das nicht wollen würde. Sie vermisst uns, das weiß ich, wie auch ihre Geschwister sie vermissen. Für immer wird sie in unseren Herzen verweilen und niemals vergessen werden. Auch wenn sie körperlich nicht hier ist, beziehen die Kinder sie in ihre Spiele und Gedanken mit ein und jedes Mal, wenn wir auf den Friedhof gehen, schreibt ihr jeder einen Brief und lässt ihn mit Flammen in den Himmel aufsteigen.

10.Auch ich darf vermissen!

Ein Schwangerschaftsabbruch stellt für viele Frauen einen Konflikt dar. Sie müssen sich manchmal schweren Herzens gegen ein Kind entscheiden. Nicht immer sind die Frauen am Ende damit erleichtert, viele fühlen es auch noch lange danach als einen Verlust.

Dies ist die Geschichte einer jungen Frau, Michelle, die durch einen Schwangerschaftsabbruch in der 13. Schwangerschaftswoche lernte, dass auch sie vermissen darf. Sie trauert und wird ihr Sternchen niemals kennenlernen.

Meine Geschichte fängt im Januar vor vier Jahren an. Als alleinerziehende Mutter, mit drei Kindern, war ich stets beschäftigt und ging nebenher noch arbeiten. Die Mädchen brauchten im Alter von 12 und 13 viel Hilfe in der Schule und auch mein Sohn, der in die erste Klasse ging, benötigte viel Unterstützung. Ich hatte keinen Partner an meiner Seite, der mir half, sondern nur einen Ex-Mann, der sich immer überall einmischte und mir damit zur Last fiel.

Es kam zu einer Vergewaltigung und ich erfuhr acht Wochen später, dass ich erneut schwanger geworden war. Zuerst weinte ich, dann fing ich wieder an, mich zu freuen. Dieses innere Gefühlschaos zog sich einige Tage, dann hatte ich einen Termin bei meinem Frauenarzt.

Als ich das Herz schlagen sah, kullerten mir erneut Tränen über die Wange. Die Liebe, die eine Mutter für ihr ungeborenes kleines Wesen in ihrem Bauch empfindet, kann ich nicht in Worten beschreiben. Doch konnte ich mein Kind wirklich lieben, wenn es durch eine Vergewaltigung entstanden war?

Als ich dann an meine anderen Kinder und die Schwangerschaft mit ihnen dachte, wusste ich, ich konnte diesen kleinen Krümel nicht behalten. Es gab noch drei weitere Kinder, die meine Aufmerksamkeit benötigten.

Schon mit den Dreien ging es manchmal schwierig zu, ein viertes Kind würde völlig untergehen. Das konnte ich meinem 4. Kind, den Geschwistern und auch mit selbst nicht zumuten.

Ich erzählte fast niemandem von meiner Schwangerschaft. Meine beste Freundin weihte ich ein, und auch sie war derselben Meinung: Ich konnte dem Krümel auf keinen Fall eine Chance geben.

Da ich mich trotz allem immer noch sehr verunsichert fühlte, ließ ich mir ein paar Tage später einen Termin bei einer Beratungsstelle geben. Hier erhoffte ich mir, entscheidungssicherer zu werden.

Dieser verlief ereignisloser, als man sich das vorstellen mag.

Die Dame, eine ältere, scheinbar verbitterte Frau, beriet mich nicht wirklich. Ich erzählte ihr mein „Problem" und dass ich nicht wüsste, was ich machen sollte. Den einzigen Satz, den sie dazu sagte: „Ich weiß auch nicht, was Sie machen sollen."

Ich bedankte mich und ging nach Hause. Eigentlich hatte ich mir erhofft, schlauer aus dem Gespräch zu werden. Vielleicht hätte die Frau mir Hilfe anbieten können, so stand ich nun wieder am Anfang.

Weil die Zeit zu verfliegen drohte, vereinbarte ich einen Termin in einer Klinik. Die Klinik kannte ich von einem Flyer, der mir von meinem Gynäkologen in die Hand gedrückt worden war.

Helles Weiß. Viel zu Weiß. Zu clean, zu steril.

Ich blickte in das Gesicht des Arztes, der auch die Abtreibung durchführen würde. Sah er nicht, dass ich weinte und mein Kind behalten wollte?

Kein einziges Mal fragte er mich, warum ich weinte. Kein einziges Mal sah er mir in die Augen.

Seine Lippen bewegten sich, doch ich verstand kein einziges Wort. Er legte mir Blätter vor die Nase, die ich unterschrieb, ohne zu verstehen, was darauf stand. Bis heute kann ich mich nicht daran erinnern, was genau ich da unterschrieben hatte.

Wie in Trance bewegte ich mich nach dem Gespräch in einen Umkleideraum, geführt von einer unfreundlichen Schwester. Diese drückte mir ein OP-Hemd in die Hand und zeigte mir einen Spind, in dem ich meine Sachen verstauen konnte.

Während ich mich umzog, dachte ich an meinen Sohn. Er schrieb gerade einen Test und hatte heute Morgen gesagt: „Mama, ich bin ganz aufgeregt."

Er würde es schaffen, das wusste ich.

Wie eine Frau ohne Willen befolgte ich die Anweisungen der Schwester, legte mich auf die Liege, nahm meine Beine nach oben und streckte meinen Arm nach links.

„Sie schlafen gleich ein", hörte ich noch, dachte an mein Baby und eine weitere Träne tropfte nach unten, platzte an der Liege auf und dann schlossen sich meine Augen.

Meine Augen öffneten sich und mein erster Gedanke war: Mein Baby ist weg. Das Bett, auf dem ich lag, ich konnte ihn, oder sie, nicht fühlen, doch ich spürte die Leere in meinem Bauch. Tränen traten aus meinen Augen und ich konnte nicht mehr aufhören zu weinen. Bitterliches Schluchzen trat aus meinem Zimmer, welches lediglich aus einem Vorhang bestand. Eine Schwester, unfreundlicher als zuvor, trat herein: „Haben Sie Schmerzen?"

Mein Kopf bewegte sich wie von allein nach links und dann nach rechts. Schmerzen? Doch, ja, ich hatte Schmerzen, mein Herz war gebrochen.

Statt auf ihre Frage wörtlich zu antworten, sagte ich: „Ich will hier raus."

Vielleicht waren erst fünf Minuten vergangen, nachdem ich von der Narkose aufgewacht war, doch ich wollte flüchten, vielleicht vor mir selbst.

Die hatten mein Kind getötet und taten alle so, als wäre dies das Einfachste der Welt. Als wäre mein Kind ein Klumpen aus Nichts gewesen. Ein Nichts. Aber dem war nicht so, es war mein Kind. Niemand hatte mich gefragt, ob ich das wirklich wollen würde. Trotz Tränen überströmtem Gesicht hatte mich niemand darauf angesprochen.

Schlächter. Heuchler.

Wie durch einen Schleier drang die Stimme der Schwester zu mir: „Können nicht gehen, erst halbe Stunde warten."

Mit meinem finstersten Blick sah ich ihr direkt in ihre Augen. Als ich von ihr abließ, sah ich meine Handtasche und meine Klamotten bei dem Fußende des Bettes liegen. Ich griff zu.

Ohne die Schwester noch eines Blickes zu würdigen, zog ich mich vor ihr an, ignorierte die Binde, das komische Höschen, welches mir angezogen wurde und packte meine Sachen zusammen. Danach lief ich an ihr vorbei, in Richtung Türe. Sie schrie mir hinterher, ich ignorierte sie weiterhin.

Vier Jahre später muss ich sagen: Vielleicht war mein Verhalten nicht das Beste, doch was erwartet man denn sonst? War ich etwa die erste Frau, die dies so sehr bereute? Ich glaube nicht. Zwar konnte ich mir vergeben, doch bis heute denke ich an mein Kind, welches hätte mit seinen Geschwistern spielen können. Es hätte bestimmt Hilfsangebote gegeben, die für mich geeignet gewesen wären.

„Bereuen Sie die Abtreibung?", hatte mich mein Psychologe gefragt.

Ich hatte mit „Ja", geantwortet.

„Vergeben Sie sich, denn Sie können es nicht rückgängig machen." Das hatte ich getan und doch vermisse ich mein Kind, welches ich niemals kennenlernen durfte, wirklich sehr.

*Ich kann mein Kind nicht ersetzen und es nie wieder zurück-
bekommen, doch eine Mama erzählte mir ihre Geschichte
und sagte zum Ende hin: „Dein Kind ist auch ein Sternenkind, lass es ziehen."*

*Dies tat ich. Zwar kann ich die Trauer und den Hass auf
mich nicht ändern, doch mit der Zeit wird es besser, denn in
meinem Kopf hallt der Beat meines Kindes nach und wird
niemals vergessen.*

11. Der Rhythmus des Herzens

I n diesem Erfahrungsbericht würde ich euch gerne von einer jungen Mutter erzählen. Aufgrund persönlicher Gründe möchte sie anonym bleiben.

Für ihren Bericht darf ich ihr den Namen Sandra geben.

Ein Jahr nach unserer Hochzeit im Jahr 2012 begannen mein Mann und ich über unsere Kinderplanung zu sprechen. Die Entscheidung: Wir würden noch warten.

Er, 31 Jahre alt, Pilot, stand mitten im Leben und seine berufliche Laufbahn hätte nicht besser sein können. Ich war damals 23 Jahre alt geworden und befand mich in einem Praktikumsjahr eines Kinderhospizes. Letztendlich entschied ich mich gegen die Stelle und bewarb mich in einem Waldkindergarten. Auf Dauer waren die Trauer der Eltern und das Sterben der Kinder zu viel für mich. Schon immer war ich eher eine sentimentale und „schwache" Persönlichkeit.

Meine Arbeit im Kindergarten für die nächsten vier Jahre bedeutete mir alles. Schon als kleines Kind sagte ich immer: Ich liebe Kinder und möchte mit ihnen arbeiten. Kinder sind unbeschwert und rein.

Das Wesen der Kleinsten ist die Blüte des Lebens.

Als mein Mann und ich noch einmal über Kinder sprachen, war ich 27 und er 35 Jahre alt. Nun waren wir beide der Meinung, dass wir für Kinder bereit waren.

Nach fast einem Jahr stellte sich jedoch immer noch keine Schwangerschaft ein und wir ließen uns beraten. Wir versuchten es mit diversen Tees und ließen den Wein aus. Keiner von uns nahm Nikotin zu sich und zum Ende hin wurde der Eisprung mit Medikamenten ausgelöst – auch hiermit sollte sich keine Schwangerschaft einstellen.

Etliche Untersuchungen ließen mein Mann und ich über uns ergehen, einiges zahlte die Kasse, vieles mussten auch wir übernehmen. Die Ergebnisse waren niederschmetternd, denn es konnte keine Ursache für das Nichtschwanger-Sein gefunden werden.

Wenn man einen Kinderwunsch hat, macht man sich viele Gedanken darüber, warum und weshalb sich keine Schwangerschaft einstellen möchte. Mein Mann und ich tranken keinen Alkohol und führten einen relativ gesunden Lebensstil. Nach einer gewissen Zeit fing ich an, meinen Körper zu verabscheuen und weinte mich bei meiner Gynäkologin aus. Diese antwortete mir in beruhigendem Ton: „Versteifen Sie sich nicht auf Ihren Wunsch, auch Sie sollten einmal Spaß haben und zur Ruhe kommen. Verzichten Sie nicht auf alles, denn manchmal scheitert es auch an der Psyche."

Nach zwei Jahren Stress gaben wir auf und gönnten uns eine Pause von Medikamenten, Untersuchungen und der Heimat. Wir buchten einen gemeinsamen Urlaub und ließen es uns gut gehen.

Mit knappen, jungen 30 Jahren feierte ich noch einmal ausgiebig Party mit meinem Mann und auch dieser scheute sich vor keinem Urlaubscocktail. Daraufhin vergaß ich völlig, dass meine Periode im Urlaub schon eine Woche überfällig wurde.

An eine Schwangerschaft dachte ich keineswegs mehr. Wir kamen von Hawaii zurück und nun war ich mehr als zwei Wochen überfällig. Inzwischen schob ich es nicht mehr auf den Alkohol und die Ruhe, sondern machte einen Test. Mein Mann musste in der Zwischenzeit wieder arbeiten und bekam von meiner Vermutung nichts mit. Als der Test tatsächlich zwei Striche anzeigte, weinte ich vor Freude. Endlich würde auch ich Mutter werden dürfen.

Weihnachten 2019 schenkte ich meinem Mann eine kleine Schachtel mit dem Schwangerschaftstest und dem Ultraschallbild. Ich war in der 7. SSW und direkt nach dem positiven Test zum Arzt gefahren. Das Herz schlug und mein Mann freute sich so sehr, dass ich ihn das erste Mal, in neun Jahren Beziehung, weinen sah.

Die Zeit verging und da mein Mann und ich eine Hebamme für die regulären Untersuchungen wollten, (das mag komisch klingen, doch trotz seines Berufes war er ein sehr bodenständiger Mensch) ging ich erst in der 21. SSW wieder zu meinem Frauenarzt.

Da ich bestimmte Impfungen nicht vorweisen konnte (erste Untersuchungen in der 7. SSW), durfte ich ab der 9.SSW nicht mehr im Waldkindergarten arbeiten. Ich vermisste die Kinder dort und doch konnte ich mich so völlig auf meine Schwangerschaft einlassen. Ich erlebte alles in vollen Zügen und kaufte Kindersachen in Massen. In der 16. SSW konnte ich unser Baby das erste Mal spüren, ein unglaubliches Gefühl, ein kleines Blubbern, wie ein Goldfisch im Glas.

Bei meiner Frauenärztin sollten wir endlich das Geschlecht erfahren. Von Anfang an hatte mein Mann vermutet, dass es ein Junge werden würde. In der Zwischenzeit glaubte ich dies auch, denn ich blieb vor keiner Schwangerschaftsbegleitung verschont. Morgenübelkeit, Sodbrennen, Wasser in den Beinen, Bauchschmerzen, die ganze Palette.

Wir betraten die Praxis beide mit einem positiven Gefühl und man konnte uns bestimmt ansehen, dass wir sehr aufgeregt waren.

Wir wurden aufgerufen und meine Gynäkologin fing an zu schallen. Nach kurzer Zeit hörte sie jedoch auf zu lächeln und zog immer mehr ihre Augenbrauen zusammen.

Schon des Öfteren hatte ich Ultraschallbilder meiner Freundinnen gesehen und konnte somit selbst erkennen, dass mit meinem Baby etwas nicht stimmte.

Der Kopf unseres Kindes sah angeschwollen aus und auch der Bauch stellte sich sehr groß dar. Ich wusste, dass man in dieser Woche die Wirbelsäule sehr gut erkennen konnte, doch bei meinem Baby rückte sie sehr in den Hintergrund.

Nachdem meine Frauenärztin noch eine weitere halbe Stunde, stillschweigend, auf den Ultraschall blickte, sah sie uns mit traurigen Augen an: „Erst einmal herzlichen Glückwunsch, es wird ein Junge." Sie machte eine Pause: „Ich möchte Sie gerne in die nahe gelegene Klinik für Pränatal überweisen." Sie nahm das Ultraschallgerät von meinem Bauch und hängte an: „Ich mache Ihnen direkt einen Termin aus, ich kenne den dort behandelnden Professor. Er ist wirklich gut und sehr qualifiziert."

„Wieso?", fragte mein Mann.

„Ich habe da eine Vermutung, diese würde ich gerne abklären lassen", sie runzelte die Augenbrauen und stand auf: „Es dient lediglich zur Abklärung meiner Vermutung. Ich darf keine Diagnosen stellen."

Sie schenkte uns ein schiefes Lächeln, doch tief in meinem Inneren bekam ich große Angst. Stimmte etwas mit meinem kleinen Jungen nicht?

Wir verließen die Praxis mit einem mulmigen Gefühl und setzten uns ins Auto. Ich kramte die Überweisung hervor und las: Abklärung erbeten; Hydrops fetalis.

Mein Mann konnte mit diesem Begriff absolut nichts anfangen und auch ich hatte dies noch nie gehört. Laut las ich die Erklärung von Google vor und fing an zu weinen. Daniel, mein Mann, fuhr auf den nächsten Parkplatz und nahm mich in den Arm. Auch bei ihm liefen die Tränen in Strömen.

„Das kann doch alles nicht wahr sein", schluchzte er.

Ich versuchte mich indes zu beruhigen und Klarheit zu schaffen. Es war immerhin nur ein Verdacht. Alles konnte möglich sein.

In der Klinik hatte sich der Verdacht jedoch bestätigt. Unser Sohn hatte Wasseransammlungen in Lunge, Gehirn und Magen. Die Überlebenschancen standen laut Arzt bei 10/90. Über unsere Möglichkeiten wurden wir aufgeklärt.

> ➢ Mögliche Behandlungen, die eventuell keine Besserung zeigen würden (verbinden mit Schmerzen, für die Mutter und das Kind)
> ➢ Kaliumspritze und das Leiden meines Kindes stoppen
> ➢ Einleitung der Wehen

Zu Hause war ich grenzenlos überfordert. Als ich die Babysachen sah, packte mich so eine Wut und ich räumte alles in Kartons. Ohne mit der Wimper zu zucken, brachte ich alles in unseren Keller. Ich schloss das künftige Babyzimmer ab und setzte mich auf die Couch. Hier fing ich an, Hydrops fetalis zu recherchieren. Die Ergebnisse meiner Suche waren nicht gerade freudeerweckend und auch Daniel beschäftigte sich mit dem Thema.

„Mein Schatz", er nahm mich in den Arm, „wir sollten uns mit der Entscheidung Zeit lassen und nichts überstürzten."

Daniel hatte Recht. Er war der Gelassenere von uns beiden. Ich nickte und schrieb meiner besten Freundin und Daniels Mutter.

Eine Woche später, ich war inzwischen in der 23. SSW, traf ich mich mit den beiden und wir diskutierten lange über die Möglichkeiten. Daniel saß auch am Tisch, er hatte sich krankgemeldet. Er selbst war der Meinung, so nicht arbeiten zu können und ich verstand ihn nur zu gut. Bei unserer Konversation strampelte mein Sohn immer wieder kräftig und ich wusste, ich sollte ihm helfen. Doch wie hilft man jemandem, wenn er noch gar nicht fertig ist?

Mir gingen die Worte des Arztes aus der Klinik nicht mehr aus dem Kopf: „Es tut mir leid, aber Ihr Kind hat Hydrops *fetalis. Die Lungen sind voller Wasser. Ebenso gibt es hier eindeutige Bilder für nicht vorhandene Herzklappen und leider kann ich keine Nieren finden. Es ist ein Wunder, dass ihr Kind noch lebt."*

Fast fünf Jahre hatte es gedauert, schwanger zu werden. Fünf Jahre voller unerfüllter Hoffnung und dann ein Wunder. Doch nun zerbrach unsere gesamte Welt in alle Einzelheiten. Ich lebte nur noch von heute auf morgen und konnte keinen klaren Gedanken fassen. Als wir in der 25. SSW endlich zu einem Ergebnis kamen, teilten wir dieses dem Chefarzt der Klinik mit: „Wir würden gerne die Wehen einleiten lassen."

„Nun", er sah meinen Mann und mich kritisch an, „dann würden Sie einen Termin bekommen und", er sah auf meinen Mutterpass, blätterte zu den Untersuchungsterminen und meinte: „Wir müssen den Fetozid vorschieben."

Darüber hatten wir bisher nichts gelesen. Mein Mann, der Theoretiker, fragte: „Wieso ein Fetozid?"

Man sah dem Arzt an, dass er schluckte, ob vor Mitleid oder Scham kann ich nicht sagen: „Sie sind nun in der 25. SSW, Ihr Kind wäre somit überlebensfähig. Dies können wir nicht verantworten."

Ich verstand nur „Bahnhof" und nickte.

13. Mai, 27. SSW

Vor mir wurde eine Art Vorhang über meinen Bauch gezogen. Das Ultraschallgerät stand daneben, der Arzt davor. Ich wurde über alles aufgeklärt, doch hatte es sich angefühlt wie auf einer wackeligen Wolke.

„Es könnte nun ein wenig ruckeln", warnte mich der Professor, doch ich hatte Angst, schwitzte und mein Mann saß hinter mir und streichelte meine Haare. Ich stierte auf den Monitor des Ultraschallgerätes, welches eigentlich verdeckt sein sollte.

Eine Nadel bewegte sich langsam auf mein Baby zu. Den Piks hatte ich nicht wahrgenommen, mein Fokus lag auf meinem Baby. Am liebsten hätte ich geschrien: Stoppt den Wahnsinn, rüttelt mich wach und macht mein Baby gesund!! Ich konnte nicht. Es war, als wäre mein Mund zugeklebt worden und meine Stimme verschwunden.

Das Herz von Valentin, meinem Baby, schlug kräftig. Ein starker Mann, wie sein Vater. Und dann rückte die Nadel immer näher an das Herz meines Kindes. Ich machte die Augen zu, fühlte einen Druck in meiner linken Hand und spürte Tränen aus meinen Augen laufen. Ein Ziepen an meinem Bauch ließ mich die Lieder wieder öffnen.

Der Schallkopf drückte noch sanft auf meinen Bauch und doch sah ich die Veränderung sofort: Das Herz meines Sohnes schlug nicht mehr. Es hatte einfach aufgehört. Ich riss meine Augen weit auf und fing an zu schreien.

Ich weiß nicht mehr, was oder wie ich schrie, doch wenn ich an jenen Moment zurückdenke, sehe ich mich schreien. Wir, die Eltern unseres Kindes, hatten seinen eigenen Todestag bestimmt. Was ich noch fühlen konnte: Schmerz, Hass auf mich und meinen Mann, Wut, Einsamkeit, Verachtung. Im Hintergrund hörte ich auch meinen Mann weinen. Mein Schreien endete und ich lag nur noch auf der Liege, als wäre ich selbst tot, als würde auch mein Herz aufhören zu schlagen. Aus weiter Ferne drang die Stimme des Arztes an mich heran: „Ich lasse Ihnen einen Psychologen kommen."

Es interessierte mich nicht mehr. Meine Gedanken kreisten um meinen Sohn, denn ich hatte in meinen Augen mein Kind ermorden lassen. Ich fühle mich wie ein Auftragskiller. Tot. Ich hatte meinem Kind den Tod gebracht und dann bekam ich die erste Tablette, damit die Wehen einsetzten.

16.Mai, 23:46 Uhr
Valentin Sebastian wurde mit 830 Gramm still geboren. Der Starke, der Ehrwürdige. Mein Leben. Unser Leben.

Geschlossene Lider, keinerlei Bewegung und seine Besonderheiten stachen heraus. Wie gelähmt starrte ich meinen Sohn an, starrte auf seine Besonderheiten und seine Ähnlichkeit mit Daniel.

Ohne ein Wort von sich zu geben, trat mein Mann neben mich, schob die verwirrte Hebamme zur Seite und fing an, seinen Sohn zu streicheln. Dann nahm er ein Handtuch, wickelte Valentin darin ein und nahm ihn hoch, direkt an seine Brust und weinte. Die Hebamme hatte die Nabelschnur schon getrennt.

Auch ich kuschelte mit meinem Sohn. Im Nachhinein erzählte mir mein Mann, dass ich mich immer wieder entschuldigt hatte.

Obwohl Valentin so „anders" aussah, erkannten wir so viel von unseren Genen und letzten Endes war er das schönste Baby der Welt für uns.

An dieser Stelle möchte ich sagen, dass es die Macht der Liebe ist, die das Auge täuscht. Vivianes Zitat aus Der kleine Prinz wirkte dazu sehr passend: Man sieht nur mit dem Herzen gut, alles andere ist für das Auge unsichtbar.

Noch im Krankenhaus, am nächsten Tag, besuchte uns eine nette, ältere Frau von **dein Sternenkind**. Sie schoss unglaublich schöne Fotos. Bis heute sehen wir sie uns mindestens einmal die Woche an. Sie hängen nicht an der Wand, denn mein Mann findet es unschicklich, sein totes Kind an der Wand hängen zu haben, doch auch ich merke, dass er Valentin sehr vermisst. Es wäre unser erstes Kind gewesen, eine weitere, gemeinsame Verbindung im Leben. Nun verbinden uns der Tod und die Trauer um Valentin noch stärker.

Ich verließ das Krankenhaus am nächsten Tag. Mein Mann war die gesamte Woche immer an meiner Seite. Von

Valentins Todestag an bis zur Einleitung und schließlich zur Geburt.

Da Valentin bestattungspflichtig war, entschieden wir uns für eine Feuerbestattung. Unsere Familien wohnten der Beisetzung nicht inne, denn viele waren der Meinung, dass Valentin kein Familienmitglied war. Sie sagten: „Die Natur gibt, die Natur nimmt. Das ist so im Leben."

Mein Mann und ich fühlten uns sehr verletzt, denn Valentin war tot und doch unser Sohn. Die einzigen Personen, die uns bei der Beerdigung zur Seite standen, waren unsere Geschwister. Die Brüder meines Mannes und meine einzige Schwester.

Sie konnten uns verstehen, waren nicht der Annahme, dass Valentin ein Nichts gewesen war. Sie verloren alle einen Neffen und wir unseren Sohn.

Die Tage nach der Beerdigung vergingen langsam. Erst über ein Jahr später konnte ich wieder arbeiten. In einem neuen Kindergarten, mit neuen und älteren Kindern. Ich brachte es nicht mehr übers Herz, mit Kindern unter drei Jahren zu arbeiten.

Mein Mann musste leider schon innerhalb einer Woche nach Valentins Beerdigung wieder fliegen. Nachdem er jedoch zurückkam, sagte er: „Ich kann das nicht. Ich ertrage diesen Schmerz nicht mehr."

Er ließ sich daraufhin krankschreiben und nahm ambulante Hilfe einer psychiatrischen Einrichtung an.

Erst zwei Jahre später erfuhren wir von der Möglichkeit, Valentin auszutragen und was diese Möglichkeit mit sich bringen würde. Bis heute bereue ich es, dass ich mich damals nicht über die gesamten Möglichkeiten informierte und auch mein Mann macht sich große Vorwürfe. Auch wenn er „das starke Geschlecht ist", so leidet er doch mehr. Wir hätten Valentin vielleicht lebend kennengelernt. Mein Mann ist bis heute, 2021, in psychologischer Behandlung, weil er nicht mehr arbeiten kann. Er leidet an starken Depressionen und auch mir geht es nicht besser. Bis heute kann ich mir nicht vergeben, den Todestag meines Sohnes bestimmt zu haben. Vielleicht hätte er eine Chance gehabt, ich kann es nicht sagen. Ebenso informierte ich mich im Nachhinein darüber, dass Valentin in meinem Bauch keinerlei Schmerzen hatte.

Im Jahr 2020 schloss ich mich einer Selbsthilfegruppe für verwaiste Eltern an. Es tat gut, doch vergeben kann ich mir bis heute nicht. Ich habe durch die Frauen in der Gruppe gemerkt, dass wir dasselbe Leid ertragen, doch nicht denselben Weg gingen. Für euch mag das keinen Unterschied machen, für mich schon. Ich nenne es gerne Egoismus, dass ich meinem Sohn das Leben verweigerte, auch wenn er keine Überlebenschancen gehabt hätte. Die Möglichkeit, ihn seinen eigenen Weg gehen zu lassen, zog ich nicht in Betracht und das schmerzt. Egoismus tut weh und es wird noch viel Zeit vergehen müssen, bis ich wieder ohne schlecht darüber zu denken, leben kann.

Inzwischen hatten wir drei weitere Fehlgeburten, in frühen Wochen. Vier Sterne stehen nun am Himmel für uns und wir möchten keine eigenen Kinder mehr bekommen. Deshalb beschlossen wir, im Jahr 2020 eine Adoption zu beantragen, die sich im Jahr 2020 noch bestätigte.

Vielleicht wollte mir das Schicksal zeigen, dass ich anderen Kindern helfen soll und keine eigenen bekommen muss, um mir das Glück der Mutterschaft zu erfüllen.

Ich werde mir niemals vergeben können, dass ich mitansehen musste, wie man mein Kind tötet. Doch nun darf ich mich freuen, denn ich habe zwei Kinder, die keine eigenen Eltern mehr haben und darf sie von ganzem Herzen lieben und beschützen.

In Gedanken an Valentin, den Starken.

12.   Trauer um Sternenkinder

Es war mir wichtig, verschiedene Erfahrungsberichte zu sammeln. Nicht, um euch verschiedene Diagnosen zu erläutern, sondern um zu zeigen, dass jede Familie andere Entscheidungen traf und anders mit der Situation umging. Eines haben jedoch alle Erfahrungsberichte gemeinsam: Alle Personen trauerten um ihr verlorenes Familienmitglied. Alle tun dies bis heute.

An diesen Berichten und Erfahrungen, an denen ihr teilhaben durftet, kann man erkennen, dass es nicht ein Zellklumpen, ein Fötus oder ein Nichts war, denn für die Familien und Mütter zählte ihr Kind schon zur Familie, als Mensch.

Wir konnten Erfahrungsberichte lesen, in denen das Kind noch nicht einmal wirklich zu sehen war und doch trauern die Mütter heute noch.

Jeder von uns geht mit Trauer anders um. Wir können keinen Fahrplan oder gar eine Anleitung schreiben, wie man sich verhalten muss, wenn man traurig ist.

Doch müssen sich die Eltern und Betroffenen für ihren Schmerz rechtfertigen? Ja, in unserer Gesellschaft müssen sie das.

Warum? Wenige können nachvollziehen, WARUM wir leiden. In unserer heutigen Gesellschaft gibt es viele Regeln, viele individuelle Verhaltensregeln. Es gibt unterschiedliche Berufe und diverse Krankheiten. Einige davon können geheilt werden, andere wiederum nicht, doch alle werden ärztlich betreut. Werden hier den Betroffenen Regeln oder Wege vorgegeben, wie sie sich auf ihren eigenen Tod vorbereiten können? Meistens schon, sie bekommen jemanden an die Seite gestellt, einen Psychologen oder Arzt. Aber gibt es für uns betroffene Eltern wirklich Hilfe, wenn wir sie nicht von den richtigen Stellen selbst anfordern? Nein, auf uns kommt niemand zu und erklärt uns, wie wir mit der Trauer umgehen sollen. Am besten sollen wir schweigen und nicht über unsere toten Kinder reden. Ich finde: NIEMAND hat das Recht zu leugnen, dass wir trauern dürfen und dass unser Kind tot ist.

Wir trauern um unser Kind, um unser Familienmitglied, welches nicht an unserer Seite aufwachsen darf.

Die Krankenhäuser arbeiten teilweise alle nach dem gleichen Schema: Wenn die Eltern ihr Kind in einem Krankenhaus auf die Welt bringen, so kommt lediglich die Frage: „Sollen wir Ihnen einen Psychologen schicken lassen?" Dass die Eltern in solchen Momenten ganz andere Sorgen haben, ist vielleicht einigen Ärzten und Hebammen gar nicht bewusst. Natürlich verweise ich hier noch einmal auf die neonatalen Stationen, denn hier wird speziell auf die Eltern eingegangen, doch was soll man machen, wenn das Kind nicht lebend auf die Welt kam und die Eltern nun mit einem toten Kind auf dem Arm dastehen, keine Beratung von der Neonatalen hatten?

Wird den Eltern danach wirklich geholfen? Oder wird das „normale" Krankenhaus-Schemata abgearbeitet?

Ich persönlich muss sagen, dass uns nicht geholfen wurde. Meinem damaligen Partner und mir wurde weder ein Psychologe zur Seite gestellt, noch wurde versucht, mit uns zu sprechen. Nicht einmal wurden wir gefragt, wie es uns nun geht. Das ist sehr schade.

Auf der anderen Seite muss man sagen, dass es auch viele Paare gibt, die betreut wurden. Doch viele erzählten mir, dass die Hilfe nach dem Tod des Kindes kaum oder überhaupt nicht zustande kam.

In den meisten Fällen wird den Eltern „nur" ein Psychologe zur Seite gestellt. Dieser übernimmt dann die Akut-Situation. Dies ist jedoch selten der Fall, da bekanntlich und vor allem in Krankenhäusern, Ärzte entweder Mangelware oder anderweitig beschäftigt sind.

Eine weitere Hilfestellung der Krankenhäuser besteht darin, die Eltern darüber zu „informieren", dass sie sich einen Psychologen oder einen Trauerbegleiter suchen sollten. Das war es leider auch schon. Häufig sind Eltern nach der Geburt ihres toten Kindes in einer Art Schockzustand. Wie lange dieser anhält, ist von Person zu Person unterschiedlich. Erst nach einer gewissen Zeit lockert sich der Verstand und die Eltern beginnen zu realisieren, dass ihr Kind nicht mehr am Leben/im Bauch ist. Vor allem hier ist schnelle Hilfe gefragt. Eltern, denen es nach der Geburt meistens gut geht, haben noch nicht realisiert, dass ihr Kind nicht mehr lebt, auch wenn sie sich damit schon im Vorhinein einstellten.

Die Trauer der Eltern kommt manchmal nicht sofort. Viele befinden sich in einer Art Schockzustand, der sich erst mit der Zeit etwas lockert. Den Eltern sollte man Hilfe an die Seite stellen, sie noch einmal zu einem Nachgespräch in die Klinik bestellen, um zumindest aus Hebammensicht die Geburt reflektieren zu können und zu schauen, was man hätte besser machen können oder wie man den Eltern nun Hilfe zur Seite stellen kann.

Die Trauer der Eltern geht ihren eigenen Weg. Vielleicht brauchen viele von ihnen keinen Psychologen und keine externe Hilfe, doch viele Eltern leben in der Dunkelheit und wissen überhaupt nicht, wie sie aus dem Desaster hinauskommen sollen.

Hier wäre es nun an den Ärzten, Hebammen, Freunden und Bekannten darüber aufzuklären, dass es so viele Möglichkeiten gibt, sich helfen zu lassen. Manche Eltern finden auch „sich-Hilfe-zu-nehmen" nicht in Ordnung. Ich habe es damals etwas anders ausgedrückt: Ich brauche jemanden zum Reden. Jemanden, der zuhört, der versteht, wie ich mich fühle und warum ich so traurig bin.

Man kann trauernden Eltern keinen Weg vorgeben, oder ihnen erklären, wie die Trauer funktioniert.

Ich würde euch gerne etwas näherbringen. Im Kapitel *Frau Tod* brachte ich euch den Tod ein wenig näher, auf ironische, provozierende Art. Doch hätte jemand zugehört, wenn ich einfach nur gesagt hätte: Der Tod unserer Kinder ist schlimm? Ich denke keiner von euch hätte zugehört oder weitergelesen.

Viele ältere Herren und Damen sehnen sich den Tod herbei und auch die Uroma eines Bekannten klagte immer wieder bei mir: „Ich warte darauf, dass ich endlich gehen darf."

Ein Beispiel: Vor Jahren machte ich ein einjähriges Praktikum in einem Seniorenzentrum. Hier gab es eine ältere Frau. Sie war schon wirklich sehr alt, wurde im Rollstuhl gefahren und sprach nicht mehr viel. Irgendwann fing sie an, das Essen zu verweigern. Egal was man ihr anbot, sie verweigerte es. Wir brachten sie dazu, zu trinken, denn es ist die Aufgabe der Pfleger, die Menschen zu versorgen, auch das verweigerte sie irgendwann. Zum Schluss sagte sie: „Ich möchte nicht mehr, ich habe lange gelebt."

Nach einigen Tagen verstarb sie in ihrem Bett. Es war traurig, ich hatte sie eine Weile gekannt, doch ich wusste, sie wollte es so. Wenn ein Mensch älter wird, dann weiß er selbst, dass er viel in seinem Leben erlebt hat, dass er, so alt wie er nun ist, nicht mehr viel vollbringen kann. Ältere Menschen fangen irgendwann an, über ihr Leben nachzugrübeln und Situationen zu hinterfragen.

Die Angehörigen der Frau sagten: „Meine Mutter/ Schwester/Frau hat viele schöne Dinge in ihrem Leben vollbracht, war eine gute Mutter/ Frau/Schwester. Wir werden sie vermissen, doch wir wissen, dass es so besser ist. Nun leidet sie nicht mehr."

Was aber, wenn ein Kind stirbt oder gar ein Baby, im Mutterleib? Egal, in welchem Alter ein Kind verstirbt, ob an einem tragischen Unfall oder durch eine Krankheit, es nimmt seine gesamte Zukunft mit.

Es ist nicht so, dass dieses Kind keinerlei Vergangenheit mitnimmt, doch das Kind hätte eine Zukunft gehabt, Freunde und eine Familie.

Ein Baby, welches stirbt, nimmt alles mit. Die Zukunft, die minimale Vergangenheit.

Ich möchte damit nicht die Aussage treffen, dass es schlimmer ist, wenn ein Kind oder ein Baby statt eines älteren Menschen sterben.

Kinder und vor allem Neugeborene oder Babys sind unberührt, tragen die Unschuld auf ihren Schultern. Familien schmerzt es mehr, wenn ein Kind stirbt, als wenn ein älterer Mensch in der Familie stirbt. Für die Mütter und Väter geht die Welt unter, wenn sie ihr Kind verlieren. Welche Eltern möchten das eigene Kind denn überleben?

Doch Babys und Kinder sind die Unberührtheit und schaffen ihre eigene Welt. Für die Eltern geht diese Welt unter.

Ich durfte mich mit vielen Menschen austauschen und viele Eltern und Angehörige sagten: „Wir hätten dem Kind so gerne die Welt gezeigt, mit ihm gesprochen, es kennengelernt."

Mit jedem Monat verändert sich ein Baby. Es wächst, es lernt, es gedeiht und wird älter. Die Eltern werden dies niemals erleben. Sie stehen, wenn es ein Grab gibt, davor, und denken darüber nach, wie alt ihr Kind nun wäre, in welche Schule es gehen und mit welchen Freunden es spielen würde.

Nach dem Verlust eines Kindes, oder schon während einer infausten Prognose, stellen sich viele Eltern oder Angehörige die Frage: „Warum unser/euer Kind?"

Die Trauer um Sternenkinder ist sehr individuell, denn es sind Kinder, die niemals die Chance bekamen, das Leben und ihre Familie wirklich kennenzulernen. In diesem Kapitel möchte ich, dass Nicht-Betroffene verstehen lernen, was Trauer mit den Eltern macht und warum wir als Eltern das Recht auf das Trauern haben.

Vielleicht konntet ihr euch die Frage: „Warum passiert das uns/ihnen" beantworten.

Eltern denken über die Frage häufig nach. Ob sie ihre eigene Antwort finden, ist eine gute Frage und ich kann sie euch nicht beantworten.

Doch eines ist sicher: Ich denke nicht, dass es vorherbestimmt ist, dass ein Kind sterben muss. Ich denke auch nicht, dass es das Schicksal böse mit den Eltern meint, sondern, dass es einfach passieren kann und somit jeden treffen könnte.

Ich möchte euch, Nicht-Betroffenen und Ärzte, einmal schildern, wie sich eine Mutter bei der Geburt eines nicht lebenden Kindes fühlt. Beispiele werde ich hierzu anhängen.

Eltern, die ihr Kind still (tot) zur Welt bringen, werden keinen Schrei hören, der vielen Eltern signalisiert, dass ihr Kind lebt und atmet. Ein totes Kind wird sich nicht rühren oder gar Geräusche machen. Ein Baby, welches schon im Mutterleib verstirbt, riecht nicht mehr nach Baby, sondern nach Tod. Keiner von den Ärzten redet darüber, obwohl sie dieses Wissen haben und niemand informiert die Eltern davor über den Schmerz, den sie durchleben müssen, wenn ihr Kind nicht schreit.

Katja: Leblos lag meine Tochter zwischen meinen Beinen. Sie schrie nicht, wie meine anderen drei Kinder. Sie war still, hatte die Augen geschlossen und bewegte sich nicht. Wie in Trance bewegten sich meine Hände hin zu meiner Tochter und berührten sie. Die schönen, blonden Locken und die kleine Stupsnase hatte sie von mir geerbt. Die Hände von ihrem Papa. Tot. Sie schrie nicht. Der Schmerz in meinem Inneren war förmlich greifbar. Sandra roch auch nicht wie ihre Geschwister. Sie roch nach verfaultem Fleisch und doch liebte ich sie. Sie war meine Tochter. Ich weinte, denn ich wusste, Sandra würde niemals ihre Augen aufmachen und anfangen, zu schreien. Tot, das musste ich nun realisieren.

Eine Mutter, die ein totes Kind zur Welt bringt, wird nicht darauf vorbereitet, was sie fühlen wird. Niemand sagt ihr, dass ihr Kind vielleicht anders riechen wird, keiner kann sie darauf vorbereiten, wie es ist, das eigene tote Kind in den Armen zu halten.

Sarah*: Als ich meinen toten Sohn das erste Mal sah, war ich geschockt. Er sah anders als sein Zwillingsbruder aus und roch überhaupt nicht nach Baby. Seine Haut war verschrumpelt und man konnte nicht mehr viel Definition erkennen, doch da regte sich etwas in mir. Liebe. Ich weinte ununterbrochen, denn ich wusste: Thomas würde seinen Zwillingsbruder niemals kennenlernen.*

Obwohl Sarah Zwillinge bekam und eines ihrer Kinder lebte, so schmerzte der Verlust des zweiten Kindes extrem. Wie können Ärzte dies erklären? Es sind zwei Kinder, beide lebten und nur eines kann die Zukunft erleben. Ist der Zwillingsbruder Thomas also auch nur ein Fötus? Nein, das ist er nicht und die gesamte Familie trauert um ihn.

Viviane: Als ich Emilia das erste Mal sah, wusste ich nicht genau, was ich denken sollte. Sie sah „komisch" aus, nicht wie ein Baby. Sie hatte alle Merkmale eines Menschen, doch sie roch anders und ich konnte den Geruch lange nicht einordnen. Erst viel später roch ich diesen Geruch erneut und seither weiß ich, dass es der Geruch der Verwesung war. Ich brauchte vier Wochen nach der Geburt, um zu realisieren, dass meine Tochter wirklich nicht mehr lebte und nicht einfach auferstehen und mir in die Arme fallen würde.

Der Tod jedes Kindes verändert die Eltern dazu. Jede Mutter, jeder Vater und einige Familienmitglieder nehmen das Leben um sich herum und ihr eigenes danach anders wahr.

Die Schwägerin meines damaligen Partners war ebenfalls schwanger. Unser ET lag nur zwei Wochen auseinander und nachdem Emilia gestorben war, fing ich an, sie zu hassen. Ich gönnte ihr die Schwangerschaft nicht, denn warum durfte ihr Kind leben, gesund sein, und meines lag tot auf dem Friedhof? Kurz, bevor ihr Sohn auf der Welt war, sprach ich mich mit ihr aus, erklärte ihr meine Gefühle und sie konnte mich verstehen. Von sich aus sagte sie mir, dass ich nicht zu großen Feiern kommen müsse oder nach der Geburt vorbeischauen solle. Es wäre mir freigestellt und sie wäre auch nicht sauer.

Franzi: Bei meiner weiteren Schwangerschaft hatte ich oft Angst, dass etwas passiert, oder dass meinen Söhnen etwas zustoßen könnte. Johann hat uns sehr geprägt. Wir trugen Johann aus und durften ihn eine halbe Stunde lang kennenlernen. Ich werde niemals vergessen, wie süß sich seine Lippen bewegten und wie wunderschön er aussah.

Es fiel mir damals schwer, andere Schwangere auf der Straße zu sehen, doch ich wusste auch, dass die anderen Frauen nichts dafürkonnten. Als ich bereit dazu war, mich dem Punkt zu stellen, gingen mir alle aus dem Weg. Sie hatten Angst mir zu begegnen, weil sie nicht wussten, was sie sagen sollten.

Michelle: Der Schwangerschaftsabbruch hat mich sehr verändert. Ich brauchte sehr lange, um über den Tod meines Kindes nachzudenken und mir vergeben zu können. Seither habe ich mich in meinem Wesen sehr verändert. Seit diesem Moment denke ich oft über den Tod nach und überlege, was ich meinem Kind alles hätte zeigen können.

Caroline: Meine Tochter lebte drei Wochen lang. Trotz der vielen Operationen blieb uns am Ende nichts anderes übrig, als sie gehen zu lassen. In diesen drei Wochen schenkte sie uns ihr Lächeln, dafür bin ich unglaublich dankbar.

Steffanie: Im Alter von sechs Jahren verstarb mein Sohn durch einen tragischen Unfall. Auch ich habe nun ein Sternenkind und Sebastian fehlt uns allen sehr. Heute wäre er 11 Jahre alt und auf einer weiterführenden Schule. Wir integrieren ihn bis heute in unser Leben mit ein. Seine Geschwister vermissen ihn, doch wir denken so oft an ihn, wie wir können. Er hätte sich nicht gewünscht, dass wir dauernd traurig sind. Und wir haben so viele Erinnerungen an ihn, wie wir in diesen sechs Jahren erstellen konnten.

Ein trauriger Begleiter in den Anfangswochen ist die Eifersucht. Sehr viele Frauen empfinden Hass und Neid auf andere Schwangere. Dies hat nichts damit zu tun, dass wir es den Frauen nicht gönnen würden, doch sie haben ein Kind, welches lebt und eine Zukunft hat. Das eigene Kind ist tot, wird nicht mehr leben und auch niemals wieder atmen.

Anonym: Es fiel mir sehr schwer, mich auf meine Arbeit zu konzentrieren. Ich arbeitete als Hebamme und verlor selbst ein Kind, bei der Geburt. Zuerst dachte ich, es täte mir gut, wieder arbeiten zu gehen. Inzwischen habe ich mich umschulen lassen und arbeite auf einer Kinderintensivstation. Schwangere Frauen, die ein gesundes Kind zur Welt bringen, kann ich immer noch schwer ertragen. Mein Jakob fehlt mir und das wird seine Zeit brauchen.

Neid und Hass sind schlechte Gefühle, sie sind ekelhaft und keine der trauernden Mütter sagt, dass es sich gut anfühlt, andere Mütter zu beneiden. Aber können uns andere Frauen und Schwangere verstehen? Haben sie versucht, uns zu verstehen?

Eine Psychologin aus meinem Umfeld sagte zu mir: „Es ist das Normalste auf der Welt, wenn eine Frau ihr Kind verliert, dass sie eifersüchtig auf andere Mütter wird und Hass auf Schwangere oder Mütter empfindet. Dies ist eine normale chemisch-hormonelle Selbsterhaltung der Mutter."

Ich brauchte eine Weile, um dies zu verstehen, denn was hat Selbsterhaltung mit meinem toten Kind zu tun?

Eine Mutter, die ihr Kind verliert, verliert gefühlt ihren eigenen wichtigsten Teil auf der Welt. Einen Teil von sich selbst und einen Teil vom Muttersein.

Vielleicht gibt es Eltern unter euch, die diese Gefühle kennen. Die wissen, wie es sich anfühlt, neidisch zu sein und sich dafür gleichzeitig verachten. Es ist normal, dass man sich so fühlt.

Lange machte ich andere Schwangere für ihr *Glück,* ein gesundes Kind zu bekommen, verantwortlich. Die Beerdigung meiner Tochter war gerade einmal drei Monate her und alle um mich herum konnten lachen. Vom Leben verraten, so fühlte ich mich. Der Hass zu anderen Schwangeren wuchs und der Neid auch. Irgendwann kam ich dann an einen Punkt in meiner Trauer, in der ich mir sagte: „Es ist normal, dass ich Hass und Neid empfinde und es ist ok. Mein Kind ist tot, deren Kinder dürfen leben. Es ist nicht normal, dass mein Kind tot ist und ich muss es auch nicht akzeptieren, doch es ist das Leben, dagegen kann ich nichts machen."

Das Akzeptieren dieses Satzes verknüpfte mein Gehirn neu. Ich wusste, ich habe das Recht sauer zu sein, auf mein Leben, auf Schwangere, die ihr Kind behalten dürfen, doch ich wusste auch, dass diese Gefühle irgendwann wieder vergehen würden.

Meine erste Begegnung mit einem Neugeborenen war wortwörtlich der Horror. Ich hatte panische Angst, dieses Kind auch nur anzuschauen und der Mutter ihr Glück zu gönnen.

Mein Partner sah mich dann an, verstand, wie es mir ging und meinte: „Du schaffst das."

Es war das Kind seiner Schwester und letztendlich schaffte ich es sogar, ihren Sohn auf den Arm zu nehmen. Ich weinte dabei wie ein Kind, doch ich spürte, wie meine Eifersucht und mein Hass langsam schwanden.

Manchmal muss man sich seinen Ängsten stellen. Natürlich ist das nicht jedermanns Weg, doch mir hat es sehr geholfen.

Eltern, die ihr Kind verlieren, fühlen sich vom Leben hintergangen. Sie fragen sich Dinge, die sich Eltern von lebenden Kindern niemals stellen und müssen sich auf Situationen vorbereiten, auf die man sich als Eltern nicht vorbereiten sollte.

Da ich mit vielen Eltern und Trauerbegleitern dieses Thema ebenfalls erörterte, wurde auch hier immer wieder beigepflichtet, ehrlich zu sein, auszusprechen, was einen bedrückt.

Eltern, die kein Kind verloren haben, können vielleicht versuchen, nachzuvollziehen, wie es sich anfühlt, wenn das Kind stirbt, doch sie werden nie empfinden können, was man selbst empfindet.

Deswegen solltet ihr, liebe Sterneneltern, versuchen, ehrlich zu sein. Und wenn ihr nicht persönlich kommunizieren möchtet, dann schreibt einen Brief. Manchen Menschen, die euch nicht verstehen können, hilft es, wenn ihr ehrlich seid. Manchmal müssen wir vielleicht die Stärkeren sein und darüber reden, denn viele trauen sich auch nicht, euch darauf anzusprechen.

Meine Großcousine, die selbst ihr Kind durch Trisomie 16 verlor, sagte einmal zu mir: „Versuche, den Tod deiner Tochter positiv zu sehen."

Als sie das damals zu mir sagte, auch als Betroffene, hätte ich sie am liebsten angeschrien und gesagt: „Wie soll ich denn bitte den Tod meines Kindes positiv sehen?!"

Doch ich schwieg und fing an, über das Gesagte nachzudenken. Während ich begann, das Buch zu schreiben, grübelte ich lange darüber nach, wie ich den Tod meiner Tochter positiv sehen sollte.

Nach den ersten 200 Seiten fiel es mir dann auf: „Emilia schenkte mir die schönste Zeit meines Lebens als sie da war und als sie ging, nahm sie ihr Dasein zwar mit, aber nicht die Liebe, nicht die Erinnerungen und all die neuen Menschen, die ich nur durch sie kennenlernen durfte. Ich hätte niemals die ehrenamtlichen Mitarbeiter von *Hope's Angel*, *dein Sternenkind* und viele weitere kennengelernt. Es musste einfach passieren."

Danach konnte ich sogar eine Antwort darauf geben, was ich am Tod meiner Tochter positiv empfand: „Sie schenkte mir ganz viel Liebe und sie gab mir Erinnerungen."

Der Spruch *„Zeit heilt alle Wunden"* mag hier nicht korrekt sein, doch Zeit lernt euch, die Dinge in einem anderen Blickwinkel zu betrachten.

Viele Eltern, deren Geschichten in diesem Buch zu lesen sind, fanden die Antwort. Einige suchen auch nach 15 Jahren noch danach. Alle sagen jedoch, dass ihnen ihr Kind etwas auf dieser Welt geschenkt hat, was sie davor nicht hatten.

Das Glück, welches uns unsere Sternenkinder schenkten, mag einseitig sein, doch unsere Kinder WAREN da. Sie schenkten uns ihre Existenz, auch wenn es nur für einige Augenblicke oder Monate war. Es gibt Unmengen individueller Antworten auf die Frage nach dem „Warum", und jeder wird irgendwann in seinem Leben die seine finden.

Für mich mit das Wichtigste sind ehrliche Worte, denn davon leben wir Menschen. Egal wie, ob stumm oder taub, wir kommunizieren. Meiner Meinung nach ist dies so mancher Schlüssel zu einer verschlossenen Türe. Redet über eure Gefühle, auch wenn sie euch noch so unangenehm vorkommen. Mir hat es geholfen, ehrlich zu mir selbst zu sein und zu sagen, dass ich Neid empfinde und mich egoistisch verhalte, weil ich trauere und als Mutter das Recht darauf habe, mein Kind zu vermissen. Die Menschen, die uns nicht verstehen wollen, wissen nicht, wie sich dieser Schmerz anfühlt. Sie gehen diesem Thema bewusst aus dem Weg oder verdrängen es. Es gibt eine Person, die mir einmal etwas sehr Interessantes sagte: „Die Menschen wollen deinen Schmerz nicht sehen oder fühlen, ganz einfach, weil sie damit nicht umgehen können. Du musst es aber können."

In den nachstehenden Kapiteln stelle ich euch verschiedene Organisationen, Stiftungen, Mitarbeiter, Ehrenamtliche, engagierte Personen und Gründer vor.

Ich stelle euch diese Organisationen vor, damit sich betroffene Eltern an diese Stellen wenden und/oder Bekannte sich für die betroffenen Personen oder Eltern engagieren können und darüber Bescheid wissen, wo man sich hinwenden kann, wenn man dringende, akute Hilfe benötigt.

13. Hilfen für Betroffene und Angehörige

In diesem Kapitel stelle ich euch einen übersichtlichen Hilfeplan zur Seite. Dieser kann vor und nach der Diagnose sowie vor und nach der Geburt in Betracht gezogen werden. Alle Hilfen, die ich euch in den nachstehenden Kapiteln vorstelle, sind kein MUSS, sondern lediglich als Möglichkeit oder ein Denkanstoß gedacht.

Liebe Betroffene und Angehörige,

da ich selbst Mutter einer Sternentochter bin, hätte ich mir damals schon gewünscht, mehr über meine Möglichkeiten zu erfahren. Als die Diagnosestellung auf mich einprasselte, fühlte ich mich sehr verloren. Viele der behandelnden Ärzte nehmen viel Distanz zu uns Sterneneltern ein und vergessen dabei manchmal, dass wir „nur" Menschen sind. Der Leidensdruck, den wir als Eltern empfinden, wird oft unterschätzt. Uns wurden unzählige Broschüren in die Hand gedrückt und uns wurde empfohlen, diese zu lesen.

Doch wie soll man in solch einer Situation anfangen? Wo überhaupt?

Ich bin ehrlich, ich habe keine einzige Seite angesehen. Zum einen, weil ich mich psychisch auf einem anderen Level befand, und zum anderen, weil wir mit der Gesamtsituation sehr überfordert waren.

Wenn man zu einer Diagnosestellung geht, rechnet man immer mit dem Schlimmsten, doch wenn es letztendlich das Schlimmste ist, kann niemand euch sagen, wie ihr reagieren werdet.

In diesen Broschüren stehen Unmengen von Informationen, die teilweise nicht einmal auf die Krankheit oder Besonderheit des Kindes hinweisen. Deshalb recherchierte ich im Internet und versuchte, dort an geeignete Informationen zu kommen. Die Krankheit meiner Tochter ist jedoch zu unerforscht, als dass ich hätte mehr Informationen finden können und so bin ich froh, im Forum *weitertragen e.V.* angekommen zu sein.

Franzi gab mir Unmengen an Hilfen. Sie erzählte mir, wo ich mich hinwenden könne und mit wem ich auf jeden Fall sprechen solle, wenn es um mein Kind geht.

Es hat mir und meinem Partner sehr geholfen, uns mit anderen Betroffenen auszutauschen, doch dies trifft nicht auf jeden zu.

Für den Fall gibt es ebenfalls Möglichkeiten. Was ich auch in Anspruch nahm, waren die Hilfen von *Handgemachtes e.V. & Hope's Angel*.

Hier beriet man uns am Telefon und schlug uns verschiedene Gruppen oder Beratungsstellen vor. Da wir nicht in der Nähe von *Hope's Angel* wohnten, suchte man uns sogar Stellen in unserer Nähe. Ebenso bekamen wir von beiden Organisationen spezielle Broschüren und Flyer. Darin standen direkte Informationen zu dem Thema Sternenkinder. Hier wurden mir nicht diverse Krankheiten oder Besonderheiten erklärt, sondern, wie ich darauf reagieren und was ich als Mutter/Vater unternehmen kann. Dies war für mich damals ein sehr großer Schritt nach vorne.

Bei den Organisationen, die sich auf Sternenkinder und Angehörige spezialisiert hatten, wurde ich als leidende, trauernde Mutter wahrgenommen, nicht als Opfer. Hier arbeiten ehrenamtliche Personen, die sich tagtäglich mit dem Tod eines Sternenkindes und der Trauer der Eltern auseinandersetzen. Sie wissen, wovon sie sprechen und wie sie sich mit euch auseinandersetzen können, damit ihr die Hilfe bekommt, die ihr tatsächlich braucht.

Wir Mütter wollen unseren Kindern schließlich helfen, und wenn unser Kind keine Überlebenschance hat, dann wollen wir trotzdem etwas unternehmen, denn so sind wir von Natur aus.

Natürlich ist jedem freigestellt, welche Beratung und Hilfe er wählt, ich für meinen Teil entschied mich dazu, mir Beratung zu suchen, die auf meinen Gefühlen basiert. Letztendlich müsst ihr selbst wissen, welche Hilfe auf euch zutrifft und was ihr erwartet, denn IHR steht im Mittelpunkt und euer Kind, nicht das, was Ärzte sagen oder die Antwort, die sie von euch erwarten.

Mein damaliger Partner und ich verarbeiteten den bevorstehenden Tod zudem different. Er schwieg und ich weinte viel und stand am Anfang stark unter Schock. Manche Männer und Frauen weinen oder sprechen nicht über ihre Gefühle oder dem Empfinden ihres Leidens. Andere wiederum weinen und verleihen ihrer Trauer Ausdruck. Viele Paare sprechen nicht über den Verlust, sondern schweigen gemeinsam und erliegen ihrer Trauer. Auch hier konnte man mir viele Informationen geben und ich erhielt das Buch *Trauernde Eltern (Griefing Parents) von Nathalie Himmelrich.* In diesem Buch setzte ich mich mit der Trauer auseinander, die mich und mein Partner treffen würde. Natürlich kann man sich nicht auf alles vorbereiten oder etwas erlernen, was noch nicht eingetroffen ist, doch ich konnte somit meinen Partner und mich besser verstehen und traf ebenso diverse Vorbereitungen für den Tod meiner Tochter.

Eigentlich sollte man sich nicht als werdende Mutter damit beschäftigen, die Beerdigung des eigenen Kindes planen zu müssen, den Leichenschmaus oder gar den Friedhof auszuwählen, doch es half mir, denn ich konnte etwas unternehmen.

Egal, wann ihr euer Kind verloren habt, ob oder wann ihr es verlieren werdet, egal in welcher Woche, in welchem Monat, ob lebend oder tot geboren: Ihr seid Eltern und dürft euch auch als solche fühlen. Somit steht ihr im Mittelpunkt und solltet euch Ohren suchen, die euch hören wollen.

<u>Ein kleines Beispiel:</u>
Ein junges Mädchen ging auf den Freund ihrer Mutter zu. Ihre Mama war zu diesem Zeitpunkt mit einem nicht überlebensfähigen Kind schwanger. Das kleine Mädchen wusste, dass ihr Geschwisterchen nicht überleben würde und sagte eines Tages, ohne Vorwarnung: „Du bist jetzt auch ein Papa."

Der Freund der Mutter weinte, denn er hatte sich darüber noch keine Gedanken gemacht. Ja, er war ein Vater, auch wenn sein Kind niemals atmen und er es in seinem Aufwachsen nicht begleiten würde können.

Wenn man als werdende Mutter und als werdender Vater eine regelmäßige Routine-Vorsorgeuntersuchung hat, stellt man sich natürlich nicht darauf ein, dass etwas Verheerendes dabei herauskommen wird. Wenn dies jedoch der Fall ist, dann ist ruhiges Handeln sehr wichtig. Nachdem die Frauenärztin oder der Frauenarzt einen Verdacht ausspricht, sind die meisten Paare geschockt. Versucht jedoch, ruhig zu bleiben und euch auf die Diagnose einzustellen. Es ist leichter gesagt als getan, doch wenn euch Dr. Google verrückt macht, dann könnt ihr euch im Endeffekt überhaupt nicht darauf konzentrieren, was euch das Endergebnis vielleicht liefern wird.

Wenn ihr dann den Termin in der Feindiagnostik bekommt, so könnt ihr hier den behandelnden Arzt nach Aufklärung fragen. Sollte euch der behandelnde Arzt eher unsympathisch sein, so besitzt ihr immer noch die Möglichkeit, einen anderen aufzusuchen und bei diesem nach Rat zu fragen. Vielleicht müsst ihr dann ein wenig weiter wegfahren oder einen Umweg in Kauf nehmen, doch so könnt ihr euch letzten Endes auch sicher sein, dass ihr alle Möglichkeiten in Betracht gezogen habt. Ich kenne bisher keine Mutter, die nicht mindestens bei zwei oder sogar drei verschiedenen Ärzten nach der Diagnosefeststellung war.

Die Tage nach der Diagnose verbringt man meistens damit, sich mit der Thematik dieser auseinanderzusetzen. Im Klartext heißt das: Man hat seine Möglichkeiten aufgezählt bekommen und will nun die Bestmögliche rausfiltern. Hat euch der Arzt auch wirklich alle Richtungen aufgezeigt, die ihr gehen könnt?

1. **Weitertragen**
2. **Einen Spätabbruch machen lassen**
3. **Einen weiteren Arzt hinzuziehen und sich eine weitere Meinung einholen (je nach Krankheit hat das Kind eine Überlebenschance, wenn bestimmte Bedingungen erfüllt sind)**

Für eure Entscheidung dürft ihr euch alle Zeit der Welt lassen. Der wichtigste Spruch, der mir tatsächlich in der Entscheidungsfindung half, war dieser: „Ihr Kind leidet nicht, es ist in Ihrem Bauch bestens versorgt. Nehmen Sie sich also Zeit und überlegen Sie in Ruhe, was für Sie das Beste ist."

Egal, in welcher Schwangerschaftswoche eure Diagnose gestellt wird: Zeit kann euch keiner nehmen. Und diese Zeitspanne werdet ihr mit eurem Kind auch nie wieder bekommen, wenn es denn eine schwerwiegende und lebensbegrenzende Diagnose hat.

Mir hat es geholfen, mich über die verschiedenen Möglichkeiten zu informieren.

Weitertragen: Die Möglichkeit, weiterzutragen, bietet dir die Optionen, dass du dein Kind vielleicht (je nach Diagnose) lebend kennenlernst. DU kannst die Wochen bis zur Geburt mit Erinnerungen füllen und deinem Kind noch das zeigen, was dir wichtig ist. Erinnerungen sind in diesen Momenten sehr kostbar. Euer Kind ist im Bauch der Mutter am besten versorgt. Es leidet nicht, auch wenn viele Ärzte euch dies auftischen wollen und darauf beharren, dass euer Baby leidet. Dem können viele Eltern und auch andere Ärzte widersprechen. Euer Baby hat im Bauch alles, was es braucht. Liebe, Geborgenheit, Nahrung, eure Stimmen und Berührungen. Sollte euch ein Arzt sagen, dass euer Baby leidet, dann fragt ihn Folgendes: „Woher wissen Sie das und können Sie das mit Bestimmtheit sagen? Mein Kind hat im Bauch alles, was es braucht." Und auch der Aussage: „Ihr Kind reagiert durch seine Krankheit nicht auf Sie", kann ich widersprechen. Emilia wurde schwerst behindert geboren und doch reagierte sie, noch im Bauch, auf meine Stimme und die ihrer Geschwister. Johann reagierte ebenfalls auf seine Eltern und Geschwister.

Spätabbruch: Bei einem Spätabbruch wird die Schwangerschaft durch die Einleitung von synthetischen Wehen beendet. Die Wehen werden durch Medikamente, meistens Prostagladine, in Gabe von Tabletten hervorgerufen. Vor der 24. SSW gilt das Baby noch nicht offiziell als überlebensfähig. Deshalb wird die Geburt mit Prostagladinen eingeleitet, auch bei lebenden Kindern. Die Babys versterben dann meistens während der Geburt, da die Wehen sehr stressintensiv für das Kind sind. Ab der 24. SSW ist das Baby offiziell überlebensfähig. In dieser frühen Woche beträgt die Überlebenschance bei einer Frühgeburt mehr als 76 Prozent. Aufgrund dieser Überlebenschance möchte man durch eine frühere Einleitung eine Lebendgeburt verhindern.

Andere Meinung einholen: In allen Fällen besteht die Möglichkeit, eine andere Meinung eines anderen Arztes einzuholen. Falls das Baby eine Diagnose bekam, bei der eine Überlebenschance besteht, kann man somit in verschiedene Kliniken gehen, die sich vielleicht genau auf diese Diagnose spezialisiert haben. Hier werden dann die Möglichkeiten besprochen, dem Kind zu helfen. Auch wenn euer Kind keine Überlebenschancen hat, so könnt ihr doch zu einem anderen Arzt gehen, noch einmal darüber debattieren und vielleicht in einer anderen Klinik besser betreut werden.

Ihr solltet über alle Optionen gründlich nachdenken. Das deutsche Recht empfiehlt, sich bis zu drei Tage nach der Diagnosestellung Zeit zu nehmen. Laut anderer und meiner eigenen Erfahrung zeigte sich, dass drei Tage meistens nicht ausreichen, wenn man in einem gewissen Konflikt zu der Situation steht. Ich persönlich habe eine ganze Woche gebraucht, um die für mich richtige Entscheidung zu treffen.

Im Nachhinein kann ich nun gut mir der Entscheidung leben und sie auch vertreten.

Wenn ihr nicht wisst, wie ihr euch entscheiden sollt, so gibt es wirklich viele Hilfsstellen. Hier möchte ich auf jeden Fall *Hope's Angel* und *Caritas* empfehlen. Bei *Hope's Angel* haben die Eltern die Möglichkeit, rund um die Uhr anzurufen und sich mit geschultem Personal zu unterhalten (siehe auch *Hope's Angel* Kapitel 17). In fast jedem Bundesland ist auch *Caritas* vertreten. Dies ist ein Verbund, der sich jedoch nicht ausschließlich mit Sternenkindern beschäftigt. Hier könnt ihr einen persönlichen Termin vereinbaren und in diesem oder mehreren Terminen eure Lage besprechen.

Solltet ihr euch von dem Hilfsangebot nicht aufgehoben fühlen, so wendet euch an ein anderes. Auch *Handgemachtes e.V.* bietet telefonische Seelsorge an. *Martin Gugler*, Trauerbegleiter, ist ebenfalls eine sehr gute Anlaufstelle. Er kann euch ebenfalls Hilfen empfehlen, vor allem für Geschwisterkinder.

Wenn ihr einen Partner habt oder enge Freunde, dann könnt ihr euch auch hier noch einmal zusammensetzen und diskutieren, wie eure Überlegungen dazu sind. Solltet ihr dann von einer Entscheidung felsenfest überzeugt sein, so könnt ihr euch sicher sein, dass ihr im Nachhinein nichts bereuen werdet.

Ich habe nun anhängend eine Liste mit Stichworten erstellt. Diese ist für Betroffene, doch auch Angehörige können hier Hilfe finden:

VOR der Diagnose/Untersuchung:
➢ Ruhe bewahren
➢ Sich nicht verrückt machen und/oder anfangen, wie wild zu googeln
➢ Mögliche Fragen aufschreiben und den Zettel zur Untersuchung mitbringen
➢ Nehmt auf jeden Fall jemanden zu der Untersuchung mit, der euch beisteht (vier Ohren hören meistens mehr als zwei)
➢ Fragt euren behandelnden Frauenarzt, wer der Folge-Arzt ist, zu dem er euch vermittelt und informiert euch über diesen

Während der Untersuchung/Diagnosestellung:
➢ Nach der genauen Diagnosestellung/Verdachtsstellung fragen
➢ Auf die Diagnose eingehen, sich Notizen machen und gegebenenfalls nachfragen
➢ Nicht direkt beim Arzt entscheiden, was ihr nach einer lebensbegrenzenden Diagnose machen könnt
➢ Nehmt euch Zeit für das Gespräch nach der Diagnose, der Arzt wird dafür bezahlt und muss eure Fragen beantworten
➢ Fragt nach euren Möglichkeiten, eurem Kind zu helfen. Viele Ärzte lassen wichtige Dinge oft einfach weg

Nach der Untersuchung/Diagnosestellung, zu Hause:

➢ Recherchiert gemeinsam mit eurem Partner, welche Besonderheit oder Krankheit euer gemeinsames Kind hat. Wenn euer Partner nicht zur Verfügung steht, fragt die Schwiegermutter, Freundin, Schwester, Bruder etc. (Es sollte jemand sein, mit dem ihr euch persönlich gut versteht und/oder der eure Lage intensiv mit begleiten kann und will)

➢ Sollte euer Kind möglicherweise überlebensfähig sein, oder die Chance dazu bestehen, beratschlagt, ob ihr als Mutter/Vater dies versuchen möchtet

➢ Nehmt euch viel Zeit für eure letzte Entscheidung, denn solltet ihr euch nicht sicher sein, könntet ihr sie im Nachhinein bereuen

➢ Holt euch generell eine zweite Meinung eines anderen Arztes ein, besonders dann, wenn euch der eure unsympathisch war

➢ Wendet euch bei Fragen ruhig wieder an den Arzt eures Vertrauens, dieser kann euch andere Ärzte im Umkreis oder höheren Kliniken empfehlen

➢ Kinderpalliativstationen haben eine sehr zentrale Rolle und können euch ebenfalls helfen und informieren euch über eure Möglichkeiten (ebenso wissen sie über die Trauerkonstellation Bescheid und können im Falle von Geschwisterkindern etc. helfen)

➢ Zum Thema Sarg und Co. findet ihr im Kapitel 20 hilfreiche Ideen. Wie schon erwähnt, macht man sich oft wenige Gedanken über die Planung und Kosten von Beerdigungen, wenn das eigene Kind verstirbt, doch auch das Finanzielle, ebenso die Planung sind wichtig, damit ihr im Nachhinein nicht überfordert und kopflos auf euch gestellt seid

➢ Bastelt eine Box, näht Sachen für euer Kind, sammelt jede Erinnerung, die ihr bekommen könnt und packt sie in diese Box. Sie kann euch helfen.

VOR der Geburt:

- ➤ Ihr habt enorme Möglichkeiten, die Geburt eures Kindes als solche zu bekommen, wie ihr sie euch vorstellt
- ➤ Viele Krankenhäuser achten darauf, dass ihr ein Gebärzimmer bekommt, in dem man die Schreie lebender Babys nicht hört oder nur minimal wahrnimmt
- ➤ Schaut nach verschiedenen Kliniken (Bsp.: Anthroposophische Kliniken unterscheiden sich von UNI-Kliniken oder größeren)
- ➤ Ihr könnt euer Kind auch zu Hause auf die Welt bringen, wenn es nicht mehr lebt. Wenn es in eurer Nähe Hausgeburtshebammen gibt, ruft dort an und fragt nach. Hier habt ihr eine Eins-zu-Eins-Betreuung
- ➤ Wenn euer Kind bei der Geburt leben sollte, gibt es die Möglichkeit auch, die Geburt zu Hause möglich zu machen. Auch hier sind neonatale Medikationen möglich. Hierzu müsst ihr nur recherchieren, ob Kliniken um euch herum diese Möglichkeit anbieten
- ➤ Wenn ihr ein eigenes Grab für euer Kind möchtet, dann solltet ihr euch über die Preise bei einem Friedhof informieren. Gesetze sind hierzu von Bundesland zu Bundesland unterschiedlich und auf diese muss geachtet werden (zum Beispiel Baden-Württemberg: Kind ab der 24. SSW oder ab 500 Gramm bestattungspflichtig, dies bedeutet, dass das Kind begraben werden muss). Auch die Friedhofsgebühren unterscheiden sich überall
- ➤ Wenn ihr kein eigenes Grab möchtet, könnt ihr euer Kind auch als unbekanntes Sternchen bei einer Sammelbestattung begraben lassen. Hierzu werden die Sternenkinder im Krankenhaus aufbewahrt und gemeinsam an einem, vom Krankenhaus bestimmten Datum, beigesetzt
- ➤ Wenn ihr ein Familiengrab habt, könnt ihr euer Kind auch dort beisetzen lassen

- ➢ Kinderpalliativstationen bieten vor sowie nach der Geburt ebenfalls Gespräche an und Betreuung von Geschwistern und Eltern
- ➢ Sucht euch einen Trauerbegleiter, denn nach der Geburt braucht ihr jemanden zum Reden. Wenn ihr keinen Trauerbegleiter möchtet, sucht euch jemanden, der euch besuchen kommt und Gespräche mit euch führen kann (wendet euch an die genannten Hilfsstellen und fragt dort nach, wie ihr euch helfen lassen könnt).

NACH der Geburt:

- ➢ Sprecht über den Tod eures Kindes mit Angehörigen, Verwandten, Psychotherapeuten (sucht euch Hilfe bei der Verarbeitung, auch wenn ihr denkt, ihr bräuchtet keine)
- ➢ Je nachdem, wie euer eigenes Empfinden ist, arbeitet oder lasst euch krankschreiben. Schaut auf eure Bedürfnisse
- ➢ Redet mit eurem Partner über eure Gefühle. Euer Partner kann nicht in euch hineinsehen und wissen, wie es euch geht
- ➢ Auch wenn viele nun meinen, dass dies nicht wichtig ist (über Geld spricht man ja nicht), beantragt Kindergeld (nur beantragen, wenn das Kind gelebt hat). Selbst wenn euer Kind nur eine Minute am Leben war und atmete, so habt ihr einen Anspruch auf Kindergeld (nähere Infos hierzu findet ihr auf der letzten Seite).

14. Als Geschwisterkinder und Trauer

M ir war es sehr wichtig, ein Kapitel über Geschwisterkinder zu verfassen. Viel zu häufig werden Kinder vom Tod und dessen Thematik ausgeschlossen. Die Begründungen hierfür sind meistens:

- Mein Kind ist noch zu klein, um dies zu verstehen
- Mein Kind kann seelisch nicht damit umgehen
- Der Tod sollte von Kindern ferngehalten werden
- Ich will meinem Kind diesen Schmerz und die Trauer nicht zumuten

Fangen wir bei der Geburt eines Babys an. Ein Neugeborenes, welches sich entwickelt, nimmt vorerst mit verschiedenen Sinnen seine Umgebung wahr. Durch Fühlen, Hören, Sehen und dem späteren Laufen definieren sich die Sinne. Mit zunehmendem Alter prägen sich diese und nehmen Form an. Das Kind fängt an zu „denken". Es fängt an, Formen wahrzunehmen, wie Ecken, Kanten, glatte Seiten etc. Ebenso nimmt es Menschen wahr. Vorerst nur die wichtigsten in seinem Leben, wie Mutter, Vater, Geschwister.

Das Baby würde jedoch wahrnehmen, wenn die Mutter plötzlich verstirbt. Durch das Fehlen dieser wichtigen Person kann es wahrnehmen, dass etwas nicht stimmt und die Mutter nicht anwesend ist. Ebenso nehmen Kinder Gefühle der Erwachsenen wahr.

Wenn sich Eltern streiten und dies vor dem Kind unterdrücken, dann bemerkt das Kind trotzdem, dass etwas nicht so ist, wie es normalerweise wäre. Kinder haben eine viel sensiblere Wahrnehmung als Erwachsene. Für Kinder gibt es keine Endgültigkeit. Sie wissen nicht, dass das Leben irgendwann endet.

Mit zunehmendem Alter verleihen sie ihren Gefühlen und Emotionen Ausdruck. Sie schreien, schlagen, weinen, werden wütend. Kinder können Emotionen oder Gefühle noch nicht betiteln, sie fühlen lediglich.

Viele Eltern wissen nicht, dass Kinder mit dem Tod besser umgehen können als manche Erwachsene. Dadurch, dass Kinder in ihrer eigenen „Welt" leben, nehmen sie Dinge und Situationen differenzierter wahr. Das heißt, sie verarbeiten Situationen anders als Erwachsene.

(Nachfolgende Angaben sind individuelle, ungefähre Altersangaben.)

Kinder bis zu einem Jahr:
Kinder entwickeln in diesem Alter eine Objekt- und Personenpermanenz. Dies bedeutet: Sie lernen zu verstehen, dass gewisse Personen und Objekte existieren. Wenn diese aus ihrem Umfeld verschwinden, dann nehmen sie dies wahr.

Kinder bis zu einem Jahr reagieren auf Gefühle von Erwachsenen.

Kinder in diesem Alter merken auch, dass in ihrem Umfeld etwas nicht stimmig ist. Sie reagieren dann mit ihrem Verhalten auf die Situationen.

Beispiel: Angenommen, die Mutter oder der Vater des Kindes verlässt den Raum: Das Kind fängt an zu weinen.

Kinder im Alter ab 1 bis zu 3 Jahren:
In diesem Alter lernen Kinder, dass es Lebewesen und leblose Gegenstände gibt. Schnecken leben, denn sie bewegen sich. Der Ball bleibt liegen, wenn man ihn nicht mehr aufhebt.

Kinder in diesem Alter fühlen noch viel mit ihren Sinnen und haben zudem einen ausgewachsenen Sinn für die Gefühle von Erwachsenen. Wenn Eltern nicht mit dem Geschwisterkind über den Tod eines Babys sprechen und das Geschwisterkind nun Trauer und diverse Emotionen spürt, so kann es geschehen, dass das Kind die Trauer, den Hass und/oder die Wut der Eltern auf sich projiziert. Insofern nimmt das Geschwisterkind wahr, dass es etwas falsch gemacht hat. Für Kinder ist der Tod eine Überbrückung, da sie selbst im Hier und Jetzt leben und nicht daran denken, was am morgigen Tag auf sie zukommt. Ebenso sind Zeitangaben in diesem Alter für Kinder nicht nachvollziehbar. Worte wie *immer*, *oft* oder *später* haben keine Zeitgrenze.

Kleine Kinder sind in diesem Alter abhängig von ihren Bezugspersonen. Im Falle eines Todesfalls oder Trauerfall könnte dies zu Verlustängsten führen. Im Prinzip sind Kinder ohne ihre Bezugspersonen nicht überlebensfähig – Beispiel: Sie können nicht einkaufen gehen.

Ebenso hat mir Martin Gugler (Trauerexperte) erzählt, dass viele Kinder denken, dass nur alte oder böse Menschen sterben. Dies kommt daher, dass sie die Bekanntschaft des Todes noch nicht gemacht haben und nicht verstehen, wer oder was der Tod ist.

Wann ist der Opa fertig mit tot sein? ist zum Beispiel eine typische Frage in diesem Alter zu Todesfällen.

Durch die nicht vorhandene Zeitgrenze können Kinder die Unendlich- und Endgültigkeit des Todes nicht einschätzen. Sie verstehen noch nicht, dass der Opa nicht mehr zurückkommt.

In diesem Alter verarbeiten Kinder den Tod durch das Nachspielen oder Spielen im Allgemeinen.

Beispiele:

Susanne: Wir erwarteten Zwillinge und erzählten unserer dreijährigen Tochter Alicia davon. Als einer der Zwillinge jedoch im 7. Monat verstarb, brachten wir es nicht über das

Herz, unserer Tochter davon zu erzählen. Wir dachten, sie wäre zu klein und würde das nicht verstehen. Nach der Geburt beider Kinder, eines tot, kamen wir mit einem Kind nach Hause. Alicia fragte nicht danach und so sprachen wir nicht darüber. Auch wenn wir glücklicherweise einen der Zwillinge lebend mit nach Hause nahmen, so weinte ich viel und wenn Alicia mich fragte, warum ich weinen würde, antwortete ich ihr, dass ich glücklich sei. Der Fehler lag hier ganz klar bei mir, denn nach einem Monat fing Alicia an, sich anders zu verhalten. Sie bockte viel, schlug andere Kinder im Kindergarten und weinte viel. Sie zog sich zudem von meinem Mann und mir zurück und zeigte ein ganz anderes Verhalten als zuvor.

Nachdem wir mit ihr zu einem Psychologen gingen, kam heraus, dass Alicia ein Wahrnehmungsproblem hatte. Mein Mann und ich besprachen dann auf kindliche Art mit Alicia, was vorgefallen war und warum eines der Babys nicht mit nach Hause kam. Sie verstand es tatsächlich und wir kehrten zwar nicht in unseren „normalen" Alltag zurück, doch Alicias Verhalten besserte sich.

Franzi*: Als ich meinen Söhnen vom bevorstehenden Tod von Johann erzählte, waren sie sehr bestürzt. Sie wollten Johann reparieren und ihm helfen. Kurz danach lachten sie wieder und spielten, als wäre nichts gewesen. Doch sie fragten immer wieder danach.*

Viviane: Als ich meinem Sohn (6) und meiner Tochter (3) von Emilia erzählte und ihnen sagte, dass Emilia sterben würde, gingen beide sehr unterschiedlich mit der Situation um. Mein Sohn weinte und kuschelte eine Stunde lang mit mir. Zara-Luna hingegen lachte und versuchte die Situation aufzufrischen. Als sie dann bemerkte, dass ich weinte, fragte sie immer wieder, warum ich weinen würde. Als ich ihr dann erklärte, dass es in Ordnung sei, traurig zu sein, wenn man jemanden liebhat und diese Person gehen wird, sagte meine Tochter zu mir: „Ich bin auch traurig Mama, aber ich muss nicht weinen."

Danach war sie nicht mehr so hibbelig und fröhlich. Doch sie verarbeitete den Tod von Emilia viel besser als mein Sohn.

Kinder im Alter von 3 bis 5 Jahren:

In diesem Alter glauben Kinder noch an die Unsterblichkeit, dennoch können sie schon Schlussfolgerungen (**Bsp.1**) ziehen und Verbindungen knüpfen. Sie sind immer noch oder teilweise der Überzeugung, dass nur alte und böse Menschen sterben. Im Spiel sagen sie z.B.: „Du sollst tot gehen."

Dies stellt bei Kindern keinen wirklichen Wunsch nach dem Tod des Gegenübers dar, sondern ein Ausdruck ihres Ärgers oder der Wut, die sie in diesem Moment empfinden.

Jedoch kann es bei manchen Kindern schon vorkommen, dass sie nach den Ursachen und Auswirkungen fragen, wenn sie mitbekommen, dass ein Mensch gestorben ist.

Die Wortwahl, mit denen man Kindern in diesem Alter Dinge verständlich machen möchte, muss sorgfältig gewählt werden. (**Bsp.2**)

Beispiel 1: Der Opa eines Kindes starb im Krankenhaus. Der Vater bricht sich Monate danach den Fuß und muss deshalb auch in das Krankenhaus. Für das Kind bedeutet Krankenhaus aus der Erfahrung mit Opa allerdings immer noch „Tod".

Beispiel 2: „Der Opa ist friedlich eingeschlafen."
Das Kind verknüpft nun den Tod des Opas mit dem Schlafen. Das Kind kann noch nicht nachvollziehen, dass dies nur eine Floskel ist.

Äußere Gewalteinwirkungen als Todesursache werden von Kindern im Alter von 3–5 Jahren erfasst und erkannt. Sie sehen Narben, Blut und wissen, dass dies schmerzhaft oder eine Ursache für Folgeerscheinungen sein kann.

Bei inneren Verletzungen oder Krebs können sie nichts sehen, dies wird von den Kindern also verkannt und nicht begriffen. Verletzungen diesbezüglich, die jedoch oberflächlich, also auf der Haut oder dem Körper auftreten, werden wahrgenommen. Blut bedeutet Schmerz oder „Aua". Gewicht zu – und abnahme, wenig oder überhaupt keine Haare mehr, Veränderungen wie Gips und Co werden ebenfalls wahrgenommen.

Ansonsten gilt die Regel: Nicht hören, nicht fühlen, nicht sehen – nicht existent.

Kinder im Alter von 6 bis 8:

Kinder im Alter von 6–8 Jahren haben schon eine personifizierte Vorstellung vom Tod. Sie stellen sich diesen als Person, Monster, menschenähnliche Figur oder diversen Raum vor. Sozusagen geben sie dem Tod eine Fantasiegestalt. Dies ist eine typische Verarbeitungsweise von Kindern. Man kann also sagen, dass Interesse an der Peripherie des Todes herrscht.

Beispiel 1:

Spielende Kinder finden einen toten Vogel. Wenn ein Kind schon Erfahrungen mit dem Tod sammelte, kommt es vielleicht auf die Idee, den Vogel zu begraben, weil es dies so kennt.

Ein anderes Kind sagt vielleicht, dass man den toten Vogel einfach liegen lassen könne. Am nächsten Tag läuft es wieder an den Ort und erkennt, dass der Vogel sich vom Aussehen her leicht verändert hat.

Das Interesse der Kinder geht weiter und die Grenzen verschwimmen. Die Nonfunktionalität wird erfasst und aufgrund der Emotionen verarbeitet. Hier fragen die Kinder genauer nach Ursache und Auswirkung:

Wieso ist der Opa gestorben?
Warum ist der Vogel tot?
Wieso hatte die Oma Krebs?

In diesem Alter ist es sehr wichtig, eine kindgerechte Art und Ebene zu finden, sich mit dem Kind zu unterhalten.

Man sollte den Kindern nicht mehr erzählen, als sie erfahren möchten oder nachfragen. Ebenso sollte man auf die Fragen der Kinder antworten, jedoch so, dass sie dies noch verstehen können.

Beispiel:
Mein Sohn (6) fragte mich nach der genauen Krankheit von Emilia. Ich erklärte ihm, dass dies eine Krankheit ist, die sehr, sehr selten ist und er sich keine Sorgen machen müsse.

Hätte ich angefangen ihm zu erklären, welche genaue Bezeichnung Emilias Diagnose hatte, hätte er weitergefragt und dies nicht verstehen können.

Kinder im Alter von 10 bis 12:
Hier gleicht das Konzept des Todes schon sehr dem eines Erwachsenen. Der Tod wird endgültiger und anerkannt — existent.

Kinder in diesem Alter fangen an, über den Tod zu philosophieren, oder was danach passiert; wo gehen die Toten hin und was machen sie dort?

Fragen in diesem Alter sind häufig:

Was ist mit meinem Vater, nachdem er gestorben ist. Ist er nun bei Gott?
Wie sieht Gott aus?

Ebenso fertigen Kinder bildliche Darstellungen oder Gedanken darüber an, wie Gott oder der Himmel aussehen könnte.

Ganz wichtig ist es hierbei, den Kindern ihren Glauben zu lassen – auf keinen Fall sollte man die Darstellung von Fantasie des Kindes unterbinden oder sagen, dass diese falsch wäre.

Jugendliche ab 12:
Ab diesem Alter gleicht die Vorstellung des Todes sehr naheliegend der eines Erwachsenen. Die eigene Unsterblichkeit wird verkannt und das Leben als endlich erkannt. Hier wissen Jugendliche nun auch, dass der Tod/das Sterben biologische Ursachen haben können. Das Denken, dass nur alte oder böse Menschen sterben, wurde abgelegt und sie wissen nun, dass keine Altersstufe vor dem Tod gefeit ist. Nun suchen Jugendliche nach dem Sinn des Lebens und dem Sinn des Todes. Sie philosophieren über den Sinn des Lebensendes und dem, was dahinter verborgen sein könnte.

Hier sollte es auf keinen Fall Grenzen geben, wenn Kinder denken und über den Tod philosophieren.

Was können wir Erwachsene als Eltern für unsere verbliebenen Kinder machen?

Wir als Eltern wollen alle das Beste für unser Kind, doch wie machen wir das *richtig*?

Im Vornherein kann ich euch sagen, dass es die perfekte Lösung oder Musterlösung nicht gibt. Ich kann euch keine Anleitung dafür schreiben, wie ihr dem Geschwisterkind den Weg der Trauer erklärt. Das Einzige, was ich für euch tun kann, ist euch bestimmte Aspekte zu erklären. Wenn man diese weiß, dann kann man dem Kind altersgerecht den Schmerz oder das Leid erklären.

Es ist ein notwendiger Prozess, den ihr als Eltern und den die Geschwisterkinder eines Sternchens gehen müssen. So wie ihr als Eltern die eigene Trauer erlebt, so wird auch euer Kind seinen eigenen Weg der Trauer führen. Ihr müsst eure Kinder auf keinen Fall davor beschützen, denn sie werden, so drastisch dies klingen mag, so oder so eines Tages Schmerz und Leid erfahren müssen.

Dieser notwendige Prozess der Trauer für das Geschwisterkind ist essenziell. Stellt euch vor, euch würde man verbieten, traurig zu sein, weil ihr euer Kind verloren habt.

Kinder sind sehr sprunghaft in ihrem Wesen und so gehen sie auch mit ihrer Trauer um. **Martin Gugler**, Trauerbegleiter, hatte dafür ein sehr passendes Beispiel erwähnt:

Ihr müsst euch das vorstellen, als würdet ihr von einem 10-Meter-Brett in das kalte Wasser springen. Kinder springen tief in die Trauer hinein und sind mit ihrem ganzen Wesen darin. Doch dann tauchen sie wieder auf und bei Kindern verfliegt die Trauer von jetzt auf gleich und sie gehen wieder spielen und lachen, als wäre niemals etwas geschehen.

Das, was Martin Gugler hier beschrieb, ist ein Wachstums- und Verarbeitungsprozess, der sich immer und immer wieder wiederholen wird. Dessen sollte man sich als Eltern bewusst sein. Auch wenn das Kind glücklich erscheint, sollte man es auf keinen Fall aus der Situation holen und ihm die Trauer wieder „aufzwingen" und danach fragen.

Man bringt das Kind somit bewusst und/oder unterbewusst wieder in die Trauer hinein. Nur, weil uns als Erwachsene die Erscheinung des Glücklichseins nicht passt, sollten wir nicht das Wesen der Kinder hinterfragen.

Bei Jugendlichen ist dies wieder ein anderes Thema. Man sollte den Teenager beobachten. Wenn Teenager trauern, kann es vorkommen, dass sie die häusliche Atmosphäre meiden und sich eher mit ihren Freunden verabreden. Dies sollte man tolerieren, soweit dies ein angemessener Umgang ist. Mit Freunden in ihrem Alter können sie sich meistens besser austauschen als mit den eigenen Eltern.

Kinder benötigen/benutzen keine Worte oder Tränen. Durch ihr Verhalten zeigen sie uns Erwachsene viel mehr, als wir annehmen oder direkt sehen.

Beispiele:
    -Kinder, die früher nie auffielen im Kindergarten oder der Schule, können nun auffallen
    -Untypisches Verhalten, wie Raufen, Schimpfen, Schreien, Toben

Hierfür gibt es einen sehr passenden Spruch: *Eindruck braucht Ausdruck.*
Wir Erwachsene wissen, wie wir unser Verhalten anpassen – Kinder hingegen reagieren und agieren.
    Kinder drücken sich aktiv aus und brauchen Raum und Ausdruck für ihre Gefühle. Wir als Eltern müssen Möglichkeiten für unsere Kinder schaffen, mit denen sie arbeiten können und wobei sie ihre Gefühle ausdrücken oder loslassen können. Beispiele:
    -Malen und basteln hilft Kindern, sich auszudrücken
    -Sport vertreibt die hohe Anspannung der Gefühle von Kindern, diese lösen sich und sie können sich entspannen
    -Umarmen, dem Kind Nähe und Geborgenheit geben

Typische Reaktionen von Kindern, wenn sie vom Tod erfahren oder den Weg der Trauer gehen:
    -Aggressive Verhaltensweisen wie Schimpfen und Schreien
    -Viele Kinder sind in der Trauerzeit besonders lieb zu den Eltern. Dies machen sie, damit die Eltern nicht noch mehr

leiden. In diesem Moment sieht es das Kind aber als solches, die Eltern zu trösten und dies ist NICHT seine Aufgabe.

Hier sollte man verantwortungsbewusst agieren und dem Kind bewusst machen, dass es nicht seine Aufgabe ist, sich zu kümmern, sondern die Eltern noch immer stark genug sind, um es als Kind aufzufangen und gemeinsam trauern zu können.

Warum sollte ich meinem Kind vom Tod erzählen?

Man sollte mit seinem Kind offen über den Tod sprechen, sonst kann es passieren, dass dieses denkt, die Eltern hätten Geheimnisse vor ihm. Ebenso kann es passieren, dass das Kind Fantasien entwickelt, die weitaus schlimmer als die Realität sind.

Wie kann ich mein Kind nun auf den Tod vom Baby vorbereiten?

Viele Eltern stellen sich diese und diverse Fragen. Wie reagiert das Kind nun letztendlich auf das tote Baby oder auf die Nachricht, dass das Kind tot ist/sterben wird?

- Wie soll ich dem Geschwisterkind sagen, dass das Baby tot ist?
- Soll ich dem Geschwisterkind das Baby zeigen und wenn ja, wie wird es darauf reagieren?
- Was muss ich beachten, wenn ich dem Geschwisterkind vom Tod erzähle?

Wir als Erwachsene und Eltern machen uns sehr viele Gedanken über unsere Schützlinge. Doch eines habt ihr nun aus diesem Kapitel lernen können: Unsere Kinder sind viel stärker als wir Erwachsene denken. Und: Nichts zu sagen, den Tod zu verschweigen, führt zu viel mehr Problemen. Kinder müssen auch verarbeiten dürfen.

Wie reagieren Kinder auf tote Menschen oder Babys?

Die Antwort: Unterschiedlich, denn auch Kinder sind individuell. Letztendlich müsst ihr als Eltern selbst einschätzen können, ob ihr eurem Kind dies „zumuten" möchtet oder nicht.

Typische Antworten oder Verhaltensweisen von Kindern bei toten:

-„Ich will das nicht sehen."

-Streicheln, anfassen, Zärtlichkeit zeigen

-„Die Finger lassen sich nicht bewegen, warum?"

Kindern lernen durch Begreifen und wenn sie merken, dass sich das Baby oder der Mensch nicht bewegt, oder die Haut schon kalt ist, begreifen sie selbst, dass etwas anders ist und werden Fragen stellen. Diese gilt es dann angemessen zu beantworten.

Pauschal kann man nicht sagen, wie ein Kind reagieren wird, oder wie es mit der Situation umgeht.

Beispiele:

Emilia: Als mein Sohn und meine Tochter Emilia das erste Mal sahen, hatte ich Angst. Emilia sah anders als ein voll entwickeltes Baby aus. Sie war schwer entstellt und hatte in meinen Augen nichts Babyhaftes oder Kindliches an sich. Auch ihr Gesicht konnte man schwer erkennen. Meine Tochter machte mir das größte Geschenk überhaupt, sie sagte: „Oh Mama, schau mal", dann zeigte sie mit ihrem Finger auf das Gesicht der leblosen Emilia, „da ist die Nase und da sind die Augen und sogar die Ohren!" Dann sah sie mich ganz verzückt an: „Emilia ist so wunderschön!"

Ich weinte, weil ich es bis dahin nicht verstanden hatte. Sie hatte Emilia ganz anders wahrgenommen als ich oder mein Partner. Emilias Behinderung und Entstellung hatte sie nicht interessiert, für sie war es ein Baby, welches sich nicht mehr bewegte und doch ihre Schwester.

Liem (6) ging etwas anders mit der Situation um. Vielleicht lag es daran, dass er vom Wesen und Alter her auch ein ganz anderer Typ ist. Er sah sich Emilia sehr lange an, dann sagte er: „Ok, ich habe genug gesehen", und ging davon. Als ich dann später fragte, wer Emilia im Körbchen halten möchte, war er der Erste, der das Angebot annahm. Er trug sie wie ein stolzer, großer Bruder in der ganzen Wohnung umher.

Franzi: *Oskar und Anton gingen zuckersüß mit Johann um. Beide wollten ihren kleinen Bruder unbedingt kennenlernen und hatten keinerlei Probleme mit seinen Makeln. Im Gegenteil: Sie liebten ihn, streichelten ihn und waren sehr neugierig.*

Kinder sind sehr individuell. Wenn man sein Kind z.B. fragt, ob es das Geschwisterchen sehen möchte und das Kind antwortet mit einem „Nein", so kann es sein, wenn man 15 Minuten später erneut fragt, dass es seine Meinung schon geändert hat und nun doch Lust bekommen hat und neugierig ist.

Sollte man Angst vor der Reaktion des Kindes haben, so kann man dem Kind auch erst ein Bild von seinem Baby zeigen und so kann das Kind letztendlich weitere Schritte entscheiden.

Fazit: Ihr müsst euch nicht fürchten, euren Kindern vom Tod des Babys zu erzählen oder diesen das tote Baby zu zeigen. Kinder sagen euch, was sie möchten und was nicht.

15. Öffentlichkeitsarbeit eines Sternenpapas

J ens Petershagen ist ein Sternenpapa. Seit 2013, als er seine Tochter **Silvana** gehen lassen musste, engagiert er sich in der Öffentlichkeit für das Brechen eines Tabuthemas.

Als Jens damals die Entscheidung mit seiner Frau für Silvana treffen musste, ob sie weitertragen oder einen Spätabbruch für sich und ihre Tochter möchten, war dies die schwerste Entscheidung im Leben der beiden. Diese Entscheidung müssen viele Paare treffen, die eine lebensbegrenzende oder nicht überlebensfähige Diagnose erhalten. Niemand kann dies den werdenden Eltern abnehmen. Auch Jens würde niemanden verurteilen, der sich letztendlich für einen Spätabbruch entscheidet. Doch er sagt, dass man sich zuvor gründlich über die Möglichkeiten informieren sollte. Jens sagt: „Es steht mir nicht zu, zu verurteilen, doch ich möchte mit meiner Öffentlichkeitsarbeit erreichen, dass mehr Menschen den Weg, des *„Weitertragens"* kennenlernen. Vielen Paaren wird leider, bei der Diagnosestellung oder dem weiteren Weg, vermittelt, dass das Baby im Mutterleib leidet. Dies ist jedoch nicht der Fall. Das Baby wird über die Mutter sehr gut versorgt, auch wenn es ein Chromosom zu viel oder zu wenig besitzt. Ebenso gibt es viele Möglichkeiten, gemeinsame Erinnerungen zu schaffen. Für sich als Paar und als Familie. Bisher habe ich noch nie gehört, dass sich ein Elternpaar Vorwürfe im Nachhinein machte, das Kind ausgetragen zu haben. Das Gegenteil ist eher der Fall." Die Öffentlichkeitsarbeit von Jens begann im Dezember 2013. Hier erschien ein Zeitungsartikel in der **Frankfurter Allgemeinen Sonntagszeitung** vom **29.12.2013**.

http://faz.net/aktuell/gesellschaft/menschen/ein-kind-austragen-das-sterben-wird-zwei-tage-lang-waren-sie-zu-sechst-12730052.html

Danach folgte ein Zeitungsartikel in der **Bild am Sonntag** vom **16.03.2014**. Hier geht es vor allem auch über die Stiftung *dein Sternenkind.*

http://www.bild.de/news/inland/fotografie/neues-pro-jekt-soll-eltern-von-tot-geborenen-babys-kraft-geben-35087170.bild.html

Im Sommer **2014** erschien in YouTube ein Bericht im „DAS!".

https://www.youtube.com/watch?v=pI7QPWOUCD0

Im Juli 2016 gab Jens noch ein Interview für **Radio Alex** in Berlin **(inclusio medien).** Hier wurde einmal seine Tochter **Silvana** zum Thema, ihre Geschichte und das von ihm gegründete Netzwerk: **„Trisomie 18.eu".**

https://www.youtube.com/watch?v=KY5U9Ar6poE

Gerade über dieses Video bei Youtube gibt es auch einen Zeitungsartikel in der **Berliner Behinderten Zeitung**.

http://www.berliner-behindertenzeitung.de/vom-ster-ben-der-silvana-petershagen/

Jens engagierte sich auf der Seite **Wegbegleiter**. Hierzu gab er ebenfalls ein Interview, dieses ist auf der Seite und unter *Spotify*, *iTunes* sowie den Apps *Podcasts*, *Castbox* und *Overcast*, zu finden. Folgennummer: 36. https://landes-stelle-bw-wegbegleiter.de/podcast-wegbegleiter/

16.   Dein Sternenkind

Dein Sternenkind ist eine Stiftung, die vom Gründer **Kai Gebel** ins Leben gerufen wurde und Fotos von Kindern oder Babys macht, die verstorben sind oder sterben werden. Die Fotografen, die bei *dein Sternenkind* fotografieren, sind alle professionell in dem, was sie für Sterneneltern tun.

Kai Gebel beantwortete mir bei unserem ausgiebigen Gespräch viele Fragen. Seit 2010 engagiert er sich ehrenamtlich für Sternenkinder. Er selbst ist Vater von sechs Kindern. Vier sind seine eigenen und zwei brachte seine Frau mit in die Ehe. Inzwischen sind seine Kinder schon älter und wohnen nicht mehr zu Hause.

Ich lernte Kai als einen sehr mitfühlenden und ehrlichen Menschen kennen. Viele Organisationen und Personen, mit denen ich dieses Buch verfasste, beschrieben ihn ebenfalls als einen sehr engagierten Mitmenschen. In diesem Sinne möchte ich nochmals Danke sagen:

Vielen Dank lieber Kai, für die vielen Antworten, die Zeit, die du dir genommen hast und das gute Gespräch!

Wie bist du auf die Idee gekommen, eine Stiftung wie *dein Sternenkind* zu gründen?
Ich bin gelernter Informatiker. Im Jahr 2010 bin ich im sozialen Netzwerk Facebook auf ein Bild gestoßen. Leider sah dies nicht „so schön" aus. Beim Durchscrollen der Seite sah es aus, wie ein „normales" Mutter-Kind-Bild. Aber bei

genauerem Hinsehen erkannte ich auf dem Bild kein „Glück".

Auch sah die Kopfform des Kindes anders aus. Ich stellte dann fest, dass das Kind nicht mehr lebte und man diese Kinder Sternenkinder nennt. Zuerst verwunderte mich das sehr, doch dann stellte ich fest, dass ich das auch machen möchte. Als ich dann recherchierte, stieß ich auf eine amerikanische Organisation. Diese engagierte sich für Fotos von Sternenkindern und so bewarb ich mich. Nach ein paar Monaten bekam ich dann eine Zusage.

Da ich nicht in Amerika wohnte, fotografierte ich somit in Deutschland. Leider verging sehr viel Zeit, bis mich auch in Deutschland Betroffene fanden. Einer der Gründe: Der Name der Organisation schrieb sich auf Englisch. Zwei Jahre dauerte es, bis mich tatsächlich Personen fanden.

Im Jahr 2012 hatte ich somit einen sehr emotionalen Einsatz. Für diesen drehte ich ein Video und durfte sogar bei der Geburt dabei sein. Es ging um Zwillinge: Liam und Louis.

Einer der Zwillinge hatte die Diagnose „nicht lebensfähig" bekommen und verließ zwei Tage nach der Geburt unsere Erde. Für die Eltern hielt ich auf einem Video und vielen Bildern die gesamte Zeit fest. Ich filmte die Füße während des Kaiserschnitts und begleitete die Eltern zwei Tage lang mit der Kamera und ich bekam die Genehmigung, das Video und die Bilder zu teilen. Was mich in diesen zwei Tagen damals prägte, war diese unendliche Liebe der Eltern und dieses „Gehen lassen", welches die beiden durchlebten. Dies veränderte meine Sichtweise enorm.

Hier bin ich wirklich sehr stolz auf mich, denn ich konnte den Eltern etwas Wundervolles mitgeben.

Im März 2013 hielt ich dann einen Vortrag über Fotografie. Gegen Ende hin fragte ich den Veranstalter, ob ich das Video und die Bilder teilen durfte und erhielt seine Einwilligung. Vielleicht war es Glück oder Schicksal, dass genau an diesem Tag eine Reporterin eines bekannten Senders in den Reihen saß. So kam mein Vortrag dann in das Morgenmagazin und es erfuhren mehr Menschen von dieser Organisation.

Da ich, wie schon erwähnt, gelernter Informatiker bin, baute ich eine eigene Website. Nach und nach kamen dann immer mehr Fotografen hinzu und ich gab der Website den Namen: *Now I lay me down.*

Nun stellte ich fest, dass ich etwas Eigenes machen musste – eine eigene Organisation oder etwas in der Art. So gründete ich im Jahr 2013:

DEIN STERNENKIND.

Dann ging alles Schlag auf Schlag. Es meldeten sich immer mehr Betroffene und Angehörige und erhielten von uns Hilfe. Im Jahr 2016 gab es dann diesen einen Moment, in dem ich selbst sagte: Wir machen kein Unternehmen daraus, denn wir machen das erste und letzte Bild für die Familien. Es soll ein guter Zweck sein und eine Initiative bleiben.

Ich installierte dann ein Koordinationssystem und passend zum Zeitpunkt erhielt ich 1.900 Bewerbungen von Fotografen. Leider musste ich fast 500 Bewerbern absagen, da ihnen Ausrüstung und Equipment fehlte.

Aber so entstand **dein Sternenkind** und wurde zu einer Stiftung.

Wieso sind dir Sternenkinder so wichtig? Hast du ein eigenes Sternenkind?

Ich selbst habe kein Sternenkind, doch durch meine Arbeit 2013 mit den Zwillingen veränderte ich mich. Meine Sicht auf die Welt und die wichtigen Dinge im Leben verschoben sich.

Hinzu kommt, dass ich einen Traum hatte, als mein erstes Kind auf die Welt kam. Bis heute erinnere ich mich sehr gut an den Traum zurück, den ich kurz nach der Geburt meines ersten Sohnes träumte:

Ich träumte, dass ich meinen Sohn, tot in den Händen haltend, aus dem Haus trage.

Der Traum ließ mich bis heute nicht los und war immer präsent. Wer Kinder hat und sie liebt, kann versuchen, annähernd den Schmerz nachzuempfinden, welchen die Eltern erleiden. Dieser Verlust muss das Schmerzhafteste sein, was man als Mensch, der ein Kind/Kinder hat, fühlen kann.

Denkst du, dass du den Verlust der Eltern verstehen kannst?

Ich sehe dies so: Wenn man die Eltern wirklich versucht zu verstehen, und an die wenigen Andenken denkt, die sie besitzen, dann muss man wissen, wie wichtig Erinnerungen sind.

Ich bin selbst Vater von sechs Kindern und könnte mir nicht ausmalen, wie es mir gehen würde, wenn einem von ihnen etwas Schreckliches zustößt.

Verlust ist ein breites Spektrum und ich hatte inzwischen mit so vielen Eltern Kontakt, die ihr Kind verloren. Da sieht man den Schmerz in der Haltung und der Mimik, das verändert dich selbst als Person.

Wir hatten auch schon Eltern, die ihr Ultraschallbild in einer Schachtel aufbewahrten. Leider ist durch die damalige Qualität das Foto ausgeblichen und man konnte nur noch wenig erkennen. Genau diese Erinnerungen sind für die Eltern wichtig und deshalb bearbeiten wir diese Fotos. Somit wollen wir den Eltern etwas zurückgeben und ihnen Trost spenden.

Vor nicht einmal drei Wochen (Juni 2021) bereitete ich persönlich solch ein Bild auf. Nach der Bearbeitung konnte man wieder das Gesicht, die Ohren und die Nase erkennen. Nun können die Eltern endlich wieder mit Erinnerung trauern und das Bild unter einem Baum im Garten begraben.

Ich empfinde dies als „unseren" Part, den Eltern etwas zu geben. Vielleicht können so einige von ihnen Ruhe und Frieden finden.

Wie viele ehrenamtliche Fotografen/innen sind bei euch tätig und wie wird man bei euch zu einem Sternenfotograf?

Wir haben 650 angemeldete Sternenfotografen. Von diesen haben ca. 400 im letzten Jahr fotografiert.

Leider machen auch viele Fotografen einen Rückzug, wenn es dann darum geht, ein Kind zu fotografieren, welches nicht mehr der „Norm" entspricht. Viele erwarten dann das rosa Kind, doch das ist es manchmal einfach nicht und das ist auch ok.

Wir haben einfach viele verschiedene Fälle. Über Kinder, die schon wochenlang im Mutterleib verstorben sind, bis hin zum Kind, welches unter der Geburt plötzlich verstirbt.

Zu einem Fotografen wird man bei uns folgendermaßen:

Man schickt uns eine Bewerbung zusammen mit einem Portfolio, eine Ansammlung an Bildern und Fotografien, die man selbst gemacht hat.

Die Frage nach dem Equipment ist auch sehr wichtig, denn mit einem Handy können die Fotografen bei uns leider nicht arbeiten, das ergibt nicht die Bilder mit einer hochauflösenden Frequenz.

Je nachdem, wie dann die Bewerbung und das Portfolio aussieht, gibt es eine Zu- oder Absage.

Wie viele Sternenkinder habt ihr seit 2016 fotografiert, nachdem der Zähler in eurem System aufgenommen wurde?

Schon nach dem Beginn von *dein Sternenkind* begannen die Zahlen stark anzusteigen. Nachdem wir 2016 einen Zähler einbauten, der die Einsätze in Zahlen misst, wurden Tabellen erstellt.

Abb.1: Darstellung Einsatzzahlen pro Monat ansteigend
Abb.2: calls per day, Anrufe pro Tag

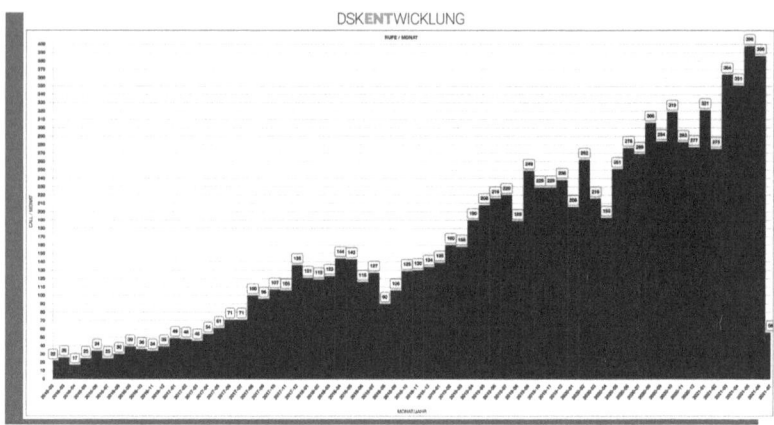

(Abb.1)

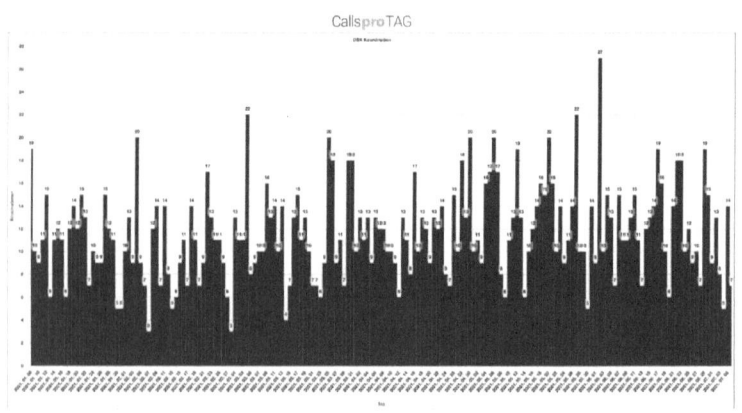

(Abb.2)

153

Wir wissen von über 10.000 Sternenkinder, seit wir mit dem System die Rufe erfassen. Jeder Call ist in der Datenbank erhalten und man kann einen Call jederzeit wiederholen. Ebenso gibt es einen Server, auf dem jeder Fotograf seine Bilder speichern kann, damit, falls die Familie umzieht und die Fotos verloren gehen sollten, sie die Fotos erneut erhalten können.

Welcher Fall blieb dir besonders in Erinnerung?

Mein Telefon klingelte und es meldete sich eine Mutter. Sie fragte, ob wir auch Bilder von älteren Kindern machen. Ich beantwortete ihre Frage mit Ja. Sie fing dann an zu weinen und ich versuchte, sie aufzufangen.

Im Nachhinein stellte sich heraus, dass in Bayern ein Haus abbrannte. Der Vater starb beim Retten der Kinder im Feuer. Ohne es zu wissen, fotografierten wir in verschiedenen Krankenhäusern die Kinder, nur eines überlebte, gemeinsam mit der Mutter.

Dies geschah aus folgendem Grund: Die Kinder wurden in unterschiedliche Krankenhäuser eingeliefert und wir wurden auf verschiedene Arten kontaktiert.

Wenn du so etwas dann hörst, dann sagen viele Fotografen auch erst einmal nein. Umso schöner ist es dann, wenn es trotzdem einige machen.

Einmal erreichte uns ein Anruf einer Schweizerin. Sie befand sich gerade in Rom, im Urlaub. So sind wir nach Rom geflogen, haben dort übernachtet, für ein Sternenkind.

Das können wir leider nicht immer finanziell machen, dafür haben wir nicht die finanziellen Mittel.

Nimmst du die Arbeit mit nach Hause?

Mich beschäftigt die Arbeit eigentlich rund um die Uhr. Vom Aufstehen, bis hin zum Schlafen gehen. Unsere Anrufe werden von 15 Koordinatoren organisiert, doch ich habe immer bis zum Schlafen die Kommunikation. Wir haben einen eigenen Messenger für die Mitarbeiter und auch die Server, von denen einige bei mir stehen, rauschen den ganzen Tag. Ich bin immer dabei, selbst im Urlaub schalte ich niemals ab.

Gab es auch schon einen Moment, wo du gesagt hast, dass du eine Pause brauchst?

Dass ich mal sage, es reicht vom Arbeiten her, dafür muss wirklich schon viel passieren. Es ist eher eine monotone Aufgabe, die ich da habe, die jedoch sehr wichtig ist.

Wie gehen deine Kinder und die Familie damit um?

Meine Kinder gehen wirklich super damit um, sie sind inzwischen aber auch schon alle älter. Sie verlinken inzwischen auch *dein Sternenkind* und machen Werbung. Es hat sie auch einfach schon ihr ganzes Leben lang begleitet, als sie noch zu Hause wohnten. Für die sechs war es immer selbstverständlich.

Was würdest du betroffenen Eltern für die Geschwisterkinder in der Familie empfehlen? Oder den Eltern selbst?

Die Geschwisterkinder sollten auf jeden Fall dabei sein. Auf der Seite –To the Moon and back- sieht man nur Familien mit Geschwisterkindern, die sich verabschieden: TO-THE-MOON-AND-BACK.ORG -

Das Verabschieden ist so wichtig, auch wenn er schmerzvoll ist. Gerade Kinder können viel besser damit umgehen als Erwachsene. Wenn man den Geschwistern die Kinder vorstellt, kann man schlimme Trauer verhindern.

Welche Aktionen sind denn von euch noch für *dein Sternenkind* geplant?

Wir haben 600 Fotografen, davon arbeitet eine als Astronautin. Hier kam mir dann die Idee, da sie auf die ISS fliegt, ihr Briefe mitzugeben. Diese kommen von Geschwistern, Eltern, Verwandten. Mit einem USB-Chip wird sie diese dann in das Weltall schicken, um die Worte loszulassen und den Sternenkindern zu schicken.

Über 3000 Briefe kamen zusammen. Da kamen so rührende Briefe zusammen. Es gibt Briefe von Geschwisterkindern, deren Sternenschwester oder Bruder schon seit 20 Jahren verstorben sind. Kinder schicken uns auch Briefe, in denen sie uns erzählen, dass ihre Eltern sich streiten und dass sie ihre Sternengeschwister vermissen.

Da ist wieder so viel daran zu erkennen. Es gibt Kinder, denen ist es wichtig, ein neues, aufgeladenes Handy zu besitzen und diesen Kinder ist es wichtig, ihren Sternengeschwistern einen Brief zu schicken.

Wir hoffen, dass die Aktion im Jahr 2022 stattfinden kann, denn durch Corona wurde auch die Reise auf die ISS verschoben.

Was würdest du dir für die Kinder und Jugend der heutigen Zeit wünschen, in Bezug auf die Aufklärung über den Tod?

Ich würde mir wirklich wünschen, dass es mehr Thema sein sollte. Nähere Gedanken habe ich mir aber über das Alter, in dem die Kinder sein sollten, nicht gemacht.

Gerade eben schneide ich an einem Film, in dem die Geschwister ihr totes Sternenkind küssen. Da, wo Eltern Berührungsängste haben, da sind Kinder ihnen weit voraus.

Ich sage es einmal so: „Diejenigen, die irgendwann ein Kind abtreiben, müssen mit psychischen Konsequenzen rechnen."

Das sollte meiner Meinung nach auf jeden Fall Thema in den Schulen werden. Vielleicht nicht unbedingt im Religionsunterricht, eher in Sozialkunde. Es würde der einen oder anderen Mutter die Last nehmen. Aufklärung, nicht nur der Sexualkundeunterricht, wäre wirklich sehr wichtig, vor allem für das Thema Abbruch und Tod.

Würdest du gerne noch etwas mit deinen eigenen Worten sagen?

Damals, 2010, sah ich für mich das schlechteste und doch bewegendste Bild. Ich habe wirklich niemals damit gerechnet, dass aus diesem „einfachen" Bild so etwas Grandioses entsteht; so viele andere Fotografen sich melden und *dein Sternenkind* so „berühmt" wird.

Mir ist jeden Tag bewusst: Es ist das Wertvollste, was ich je, außer meinen Kindern, vollbringen durfte.

Warum glaubst du, wird in unserer Gesellschaft geschwiegen, wenn es um Sternenkinder und die Betroffenen geht?

Ich denke, es ist A, das Unbeholfene bezüglich der Art und Weise, mit den Betroffenen umzugehen. Zum anderen ist es, denke ich, B, die heutige Gesellschaft. Die Kinder werden heute ja nicht nur mit 35 Jahren in die Welt gebracht, sondern auch schon früher. Wenn dann ein Paar in einem eher jüngeren Alter ein Sternenkind bekommt, da denken viele einfach in diesem Alter noch gar nicht daran. Die Freunde dieser Personen denken eher daran, den neuen Golf GTI tiefer zu legen oder dergleichen, aber nicht an Kinder oder gar Sternenkinder.

Es ist eben auch das „Nicht-Nachvollziehen-Können". Wenn der eigene Bruder stirbt, dann kann man das verstehen, aber bei fremden Babys oder Kindern ist das scheinbar anders, das ärgert einen schon sehr.

Wie ist das für dein privates Umfeld?

Mein privates Umfeld unterstützt mich wirklich sehr. Es ist nicht jeden Tag Gespräch, dafür ist es schon zu „normal", aber sie wissen es alle.

Da ich ja eher dörflich wohne, wissen es auch hier fast alle. Für sie ist es nichts Spektakuläres mehr, da es inzwischen eine Riesen-Community ist. Es kommt schon vor, dass ich dann darauf angesprochen werde, wenn man das Logo von *dein Sternenkind* bei mir sieht.

Auch die Fotografen erzählen immer wieder, dass, wenn sie einkaufen gehen und ein Logo von *dein Sternenkind* auf der Tasche haben, angesprochen werden und viele bedanken sich dann auch, dass es uns gibt.

Dazu eine kleine Erzählung meinerseits:

Vor Corona war ich in Afrika ehrenamtlich unterwegs. Als ich dann da unten war, bot ich an, einen Kurzfilm über die Hebammen und die ehrenamtlichen Ärzte zu drehen. Da fragte mich eine Hebamme: „Sind Sie von *dein Sternenkind*?"

Sie hatte das Logo gesehen. Und so kennt man uns inzwischen auch in Afrika.

Hast du auch schon negative Rückmeldung erlebt?

Ja, leider gab es auch schon negative Rückmeldungen. Dies passiert aber auch nur, weil wir alle verschieden sind. Wir haben alle andere Geschmäcker. Der eine Fotograf mag zum Beispiel die eher schlichteren Bilder, der andere die knalligen Farben. Da kommt es dann selten mal zu einer Beschwerde.

Dies passierte aber bei 10000 Einsätzen höchstens dreimal.

Kliniken haben schon angerufen und sich darüber beschwert, dass der Fotograf die Eltern fragte, ob sie ihr Kind nicht auf den Arm nehmen möchten, das empfand die Klinik dann als zu forsch. Oder wenn ein Fotograf einmal wenig Zeit hat, da kommt dann bei den Eltern Nervosität auf.

Jetzt habe ich eine interessante Tatsache für dich. Wusstest du, dass pro Tag bis zu 400 Babys abgetrieben werden, wegen einer lebensbegrenzenden Diagnose? Was sagst du dazu?

(Er ist geschockt). Dass es so eine Menge ist, wusste ich nicht.

Das ist wirklich enorm. (Er findet keine Worte, er ist zu schockiert.)

Erreichen euch genügend Spenden, sodass ihr die Organisation fördern könnt?

Von Anfang an war der Gedanke bei *dein Sternenkind* ja der Vermittlungsakt und nicht das Geld. Vom Staat bekamen wir 2017 Initiative-Preis. Da wurden dann auch die ersten 20.000 Flyer gedruckt.

Es sind nicht viele Spenden, die uns erreichen, aber das will ich auch gar nicht, denn ich möchte mit *dein Sternenkind* helfen.

Inzwischen sind wir auch eine Stiftung. Da wird eben auch ein Budget festgelegt, welches wir für Ausgaben von *dein Sternenkind* gebrauchen dürfen.

Es gab auch eine Ausschreibung für den Smart Hero Award. Zu gewinnen gibt es dort 1.000 Euro. 2017 haben wir diesen auch gewonnen. Das sind dann alles Gelder, mit denen wir die Ausgaben finanzieren können. Natürlich wären mehr Spenden besser, weil wir dann auch den Fotografen mehr stellen können. Wir können zum Beispiel keine Kilometerabrechnung für den Fahrtweg machen, dafür haben wir die Mittel nicht. Das geht leider alles gar nicht.

Wir investieren viel Geld in die Software unserer Programme und die Alarmierungssysteme, denn wir *müssen* erreichbar sein. Wenn ein Server ausfällt, dann haben wir dafür unterschiedliche Provider, davon habe ich auch einige in meiner Wohnung stehen, die dann die Arbeit des ausgefallenen Servers übernehmen. So sind wir immer erreichbar, Tag und Nacht.

Wenn die Notfallnummer einen Anruf empfängt und dieser dann direkt zur Koordination geht, dann kostet das wirklich alles Geld. Wenn sich 600 Fotografen auf dem Server einloggen, dann gibt es auch viele Nachrichten und das muss alles einfach funktionieren, ein Server wäre damit völlig überlastet.

Von der deutschen Palliativ haben wir einen Stiftungs-
fond und dieser Fond darf von uns auch ausgegeben werden, innerhalb von 10 Jahren, wie das ebenso sein muss.

**Warum machen viele Kliniken keine Fotos von Sternenkin-
dern oder warum wird *dein Sternenkind* nicht gerufen?**
Inzwischen ist es ja so, noch nicht überall, aber das soll
folgen, dass Eltern darüber aufgeklärt werden müssen,
dass sie diese Möglichkeit haben. Sie müssen auch eine Un-
terschrift abgeben, dass sie informiert wurden.

Viele Hebammen sagen den Eltern auch: „Das Kind ist
nicht schön genug. Da lohnen sich keine Fotos."

Sie befassen sich dann weniger mit den Eltern, sondern
eher mit sich selbst. Viele wissen jedoch auch nicht, wie sie
die Eltern auf diese Möglichkeit hinweisen sollen, das ist leider auch ein großes Problem, dass das medizinische Personal eben auch hilflos ist. Sie sind auch nur Menschen.

**Warum reden deiner Meinung nach so wenig Menschen
über Sternenkinder?**
Es ist ein Thema, aber viele sagen, es ist nicht UNSER
Thema. Das ist wirklich schade, denn so hart das klingt: Es
könnte jeden treffen.

Bei mir in der Nachbarumgebung fragte mich eine ehrenamtliche Mitarbeiterin, was sie tun könne, damit bei
uns eben ein Platz für Sternenkinder entsteht, der auch
ganz klar als solcher gekennzeichnet ist.

Ich helfe immer, jedem, der zu mir kommt und in dieser
Richtung Weisung oder Hilfe braucht. Inzwischen melden
sich die Leute bei mir, wenn sie Hilfe brauchen.

Wo seid ihr überall vertreten?
Bisher sind wir in allen Bundesländern in Deutschland
vertreten. In der Schweiz sind wir in den deutschsprachigen
Teilen vertreten. Ich möchte, dass die Kommunikation

stimmt, und das ist mit fremden Sprachen dann immer ein Stolperstein, teilweise. 10 Prozent der Anrufe, die uns erreichen, kommen aus der Schweiz. Das Problem ist teilweise auch, dass wir hier erst ab der 28. SSW gerufen werden.

Wenn wir einmal richtig etabliert sind, dann möchte ich auch, dass es funktioniert.

Seit 2021 wissen wir auch, dass Südtirol hinzukommen wird, dann sind wir auch in Teilen Italiens vertreten.

Was ist dein Ziel mit *dein Sternenkind* und wo möchtest du damit hin?

Ich möchte, dass möglichst viele Eltern über diese Option nach einer stillen Geburt oder allgemein einem Sternenkind wissen. Dass möglichst viele Menschen von uns erfahren, denn wir machen das nicht für uns, sondern für die Eltern und Familien.

16.1. **Patricia von** *dein Sternen-kind*

P atricia lernte ich kennen, als sie uns zu Hause besuchen kam und Fotos von Emilia machte. Sie schoss
uns Fotos für die Ewigkeit.

Als Sternenfotografin erlebte sie viele Einsätze und ich
wollte erfahren, was es für sie bedeutet, sich ehrenamtlich
für Sternenkinder und deren Eltern zu engagieren.

„Liebe Patricia, vielleicht erzählst du erst einmal von dir?"

*Gerne. Wir, mein Mann und ich, kommen aus dem Bun-
desland Baden-Württemberg. Meine Kinder liebe ich sehr
und ich bin gerne Mutter. Unter meinen Kindern befindet
sich auch mein Sohn. Er hat Trisomie21. Alle meine Kinder
sind besonders, jedes auf seine eigene Art und Weise.*

„Wie hast du zu *dein Sternenkind* gefunden?"

*Viele Jahre habe ich als Kinderkrankenschwester in der
Onkologie gearbeitet. Hier fließt die Palliativmedizin mit
ein. Dort wurde ich viel mit dem Thema Tod und Trauer konfrontiert. Viele Kinder starben, viele konnten aber auch wieder nach Hause gehen. Auf der Station lernte ich, wie wichtig ein guter Abschied in der verheerenden Situation ist.*

*Denn, wenn der Abschied „stimmig" ist, dann ist dies für
die Eltern und den weiteren Trauerprozess sehr hilfreich. Für
die Trauerarbeit und die unterschiedliche Intensität ist dies
extrem wichtig. Irgendwie bin ich dann auf die Seite von
dein Sternenkind gestolpert. Schon immer habe ich gerne
fotografiert, doch nie im beruflichen Sinne. Als ich dann gesehen habe, dass man sich dort bewerben kann, dachte ich
mir, dass ich sowieso nicht genommen werde, da ich keine
berufliche Erfahrung habe. Im Jahr 2020 bewarb ich mich*

trotz der negativen Gedanken. Dies tat ich mit Bildern, die ich sonst gerne fotografiere. Ohne wirklich damit zu rechnen, wurde ich superschnell angenommen. Jetzt fotografiere ich auch beruflich.

„Wieso findest du die Arbeit für Sternenkinder so wichtig?"

*Ich kann mit meiner ehrenamtlichen Arbeit bei **dein Sternenkind** etwas Wertvolles weitergeben. Mir wurde im Leben so viel gegeben und die Frage dahinter lautet: Warum sollte ich nicht auch etwas zurückgeben können? Eltern, die ein Kind verlieren, müssen so viel erleben und erleiden, das Schlimmste meiner Meinung nach, was einem Menschen passieren kann.*

Hier möchte ich einfach etwas an die Eltern zurückgeben. Es ist so wichtig, den Eltern einen schönen Abschied zu ermöglichen und Erinnerungen zu schaffen, die man sich ewig ansehen kann.

„Wie viele Einsätze hattest du für *dein Sternenkind*, seit du bei *dein Sternenkind* arbeitest?"

Bisher habe ich 30 Familien begleitet, dies ändert sich jedoch immer wieder. Die Zahl bleibt nicht bestehen. Zum Glück ist alles „gut" gelaufen.

„Wie verläuft so ein Alarm bei *dein Sternenkind* und wie gehst du damit um, wenn du weißt, dass du einen Einsatz hast?"

*Wenn ein Alarm eingeht, dann wird dieser von einem Koordinator bearbeitet. Soweit ich weiß, gibt es zwölf Koordinatoren bei **dein Sternenkind**. Die Personen, die in den jeweiligen Alarmkreisen wohnen, werden dann über eine App alarmiert. In der Alarmmitteilung stehen dann ein paar kurze Daten, wie Schwangerschaftswoche, ob es eingeleitet wird oder schon eingeleitet wurde. Ebenso werden wir auch darüber informiert, ob der Einsatz eilt.*

Wir haben dann drei Möglichkeiten: **Annehmen, Ablehnen** *oder* **Auf später verschieben**. *Wenn wir den Alarm annehmen, loggen wir uns ein, um Kontakt zu der alarmierenden Person aufzunehmen.*

Hierbei treffe ich auf unterschiedliche Personen. Man muss da einfach flexibel sein. Hebammen und Eltern können manchmal sehr sachbezogen sein. Es ist immer wieder anders. Ich bin zu allen Personen gleich, doch die Eltern sind immer wieder verschieden. Wir müssen uns dann auch um die jeweiligen Angelegenheiten kümmern, ob es Security wegen Corona gibt und ich überhaupt ins Krankenhaus darf. Es ist immer wieder anders, weil es auch ein Unterschied im Umgang mit den Betroffenen gibt. Ist das Kind plötzlich gestorben oder wurde eingeleitet? Gab es eine lebensbegrenzende Diagnose oder nicht?

„Du hast erwähnt, dass dein Sohn eine Behinderung hat. Wie ist das für dich und welche Erfahrungen musstest du selbst schon machen?"

Bei meinem Gynäkologen wurde eine CMV-Infektion festgestellt. Mein Arzt war wirklich super. Er überwies mich dann in die Pränatal in ein größeres Krankenhaus weiter. Hierbei wurde bei einer Fruchtwasseruntersuchung festgestellt, dass mein Sohn Trisomie 21 hat.

Mit diesen zwei Diagnosen hat man mich und ihn behandelt. Ihn über die Nabelschnur, mich intravenös. Es war klar, dass man das machen muss. Das Nächste war dann, dass man gesehen hat, dass er ein Loch in der Lunge hat. Er konnte sich nicht entfalten (Intruterin Chylothorax), man musste dann die Lymphflüssigkeit absaugen. Drei voneinander unabhängige Erkrankungen in einem winzigen Körper. Doch die Erkrankung seiner Lymphflüssigkeit stellte sein Hauptproblem dar. Ein Arzt sagte dann: „Man muss Ihren Sohn jetzt holen, er wird sonst nicht überleben." Das Kind kann nicht leben und lauter solcher Aussagen hörte ich mir an. 17. SSW Spätabbruch könnte man machen, also eine Einleitung.

Wir standen absolut unter Schock, denn die Aussage wurden uns einfach an den Kopf geknallt ohne irgendwelche Erklärungen und dergleichen. Wenn ich mich zurückerinnere: diese Station, das reinste Horrorkabinett. Für die Kinder war es gut, doch für die Eltern und Angehörigen der Horror. Wir entschieden uns gegen einen Spätabbruch und gaben David die Chance auf ein Leben. Im Endeffekt wurden wir dafür belohnt.

„Erzählst du deiner Familie, was du bei *dein Sternenkind* machst?"

Meine Kinder wissen auf jeden Fall Bescheid. Sie haben auch schon einige Bilder gesehen. Dadurch, dass sie das kennen, nehmen sie es hin, weil das Leben so ist. Sie sehen sich die Bilder an mit Sätzen wie: „Oh, ok." Als ich meinem Mann erzählte, dass ich mich bei **dein Sternenkind** *bewerben möchte, munterte er mich dazu auf. Auch er findet es schön, dass ich meinen Teil dazu beitrage. Meine Mutter hat selbst viel mit Trauer zu tun. Sie sagte zwar, sie selbst könne das nicht, aber sie findet es super, dass ich das mache. Die Freunde, die es wissen, finden es klasse und es kam auch niemand zu mir, der etwas Negatives meinte. Bei einer Kollegin habe ich tatsächlich schon einmal mitbekommen, dass sie negative Rückmeldungen bekam wie: „Wie kannst du nur tote Babys und Kinder fotografieren." Solche Sätze finde ich immer sehr schade, denn wie schon erwähnt, sind tote Kinder eben auch Kinder.*

„Zum Thema Diagnose von kranken Babys: Findest du, man sollte schon in der Schule anfangen, darüber zu berichten? Oder mehr Aufklärung betreiben?"

Ja. Ich finde, dass man das Thema vor allem in weiterführenden Schulen, in den Klassen 9 und 10, unterrichten sollte. Die Jugendlichen in diesem Alter sind hier schon in der Lage zu begreifen, um was es geht. Hier sollte man auf jeden Fall die Themen wie glücklose Schwangerschaft behandeln. Es wird immer wieder gesagt, dass die ersten 12 Wochen einer Schwangerschaft kritisch sind, doch keiner erzählt dir, dass auch danach noch viel passieren kann. Ich würde mir wünschen, dass man das Thema anschneidet, dass die Schüler wissen: Es ist nicht selbstverständlich, es gibt auch glücklose Schwangerschaften.

Auch in Grundschulen könnte man das Thema Tod schon pädagogisch einführen, denn Kinder gehen damit ganz anders um als wir Erwachsenen. Man sollte die Themen dem jeweiligen Alter anpassen, das ist wichtig. Nicht nur in den Schulen sollte man damit beginnen, sondern auch bei den Ärzten. Bei Ärzten würde ich es sehr wichtig finden, dass sie geschult sind, den Eltern infauste Diagnosen ermitteln zu können. Ich fände es auch schön, wenn man den Ärzten vielleicht auch Mut machen würde, dass nicht nur der Abbruch dann im Vordergrund steht, sondern dass wirklich auf alles individuell eingegangen wird.

Wenn man die Diagnose bekommt, dass man ein krankes oder nicht lebensfähiges Kind bekommt, heißt es immer schnell, weg damit. Ich habe meinem Gynäkologen nach der Diagnose von David und meiner ehrenamtlichen Arbeit bei **dein Sternenkind** meine Nummer gegeben, mit der Bitte, diese an Paare oder Frauen weiterzureichen, wenn sie eine schwerwiegende Diagnose erhalten. So trage auch ich meinen Teil für die Aufklärung bei.

„Wie gehen Kinder damit um und welche Erfahrungen hast du diesbezüglich gemacht?"

Fangen wir mal von vorne an. Wenn eine Familie ein Geschwisterchen bekommt, dann werden die Kinder ja auch irgendwann informiert. Sie wissen somit Bescheid, dass Nachwuchs ansteht. Wenn die Mutter dann irgendwann einen dicken Bauch hat und die Kinder das Geschwisterchen fühlen, bekommen sie einen Bezug zum Kind. Tritt der Fall ein, dass das Baby im Bauch oder bei der Geburt verstirbt und die Geschwister werden darüber nicht informiert und nicht miteinbezogen, dann können sich die Kinder nicht erklären, warum Mama und Papa traurig sind. Sie spüren ja, dass etwas mit den Eltern nicht in Ordnung ist. Wenn dann vor den Kindern der Tod des Babys verschwiegen wird, dann suchen die Kinder sogar meist die Schuld bei sich.

Der Tod gehört zum Leben dazu, auch wenn er für Kinder nicht angedacht ist. Man sollte Kinder auf jeden Fall miteinbeziehen, denn das macht es für alle einfacher. Wenn sich ein Kind jedoch weigert, z.B. auf eine Beerdigung zu gehen, dann sollte man das auch akzeptieren, denn somit setzen sich Kinder ihre eigenen Grenzen. Man sollte jedoch immer versuchen, die Kinder in alles zu integrieren, auch wenn es der Tod eines Geschwisterchens ist. Ich selbst und meine Kollegen haben viele Familien besucht. Bei vielen gab es Geschwisterkinder und fast alle wurden miteinbezogen. Wenn die Kinder miteinbezogen wurden, war danach immer alles besser zu verkraften, als wären sie nicht dabei gewesen.

„Welche negativen Fälle, von verstorbenen Kindern oder Babys, hast du bisher mitbekommen oder selbst erlebt?"

Bisher hatte ich Glück, was meine eigenen Einsätze betrifft. Hier wurden die Eltern liebevoll geführt und alles hat gut funktioniert. Natürlich bekomme ich viel durch unsere Gruppe mit. Alle Sternenfotografen sind gut vernetzt. Leider hört und liest man von Einsätzen, die nicht „gut" verlaufen. Es gibt zum Glück viel mehr schönere Einsätze, wo man wirklich merkt, dass sich das Personal bemüht. Ich möchte auf jeden Fall noch dazu sagen, dass die folgenden Fälle nicht überwiegend passieren, sondern dies wirklich nur bestätigte Ausnahmen sind.

Hin und wieder kommt es vor, dass die Kinder und Babys nicht würdevoll behandelt werden. Die Kinder werden nicht

angezogen, nicht gewaschen oder bekommen kein Mütz-
chen. Es kommt vor, dass Babys in einem Abstellraum foto-
grafiert werden müssen, weil kein Platz vorhanden ist und
das Personal nicht weiß, wohin. Hier wird das Kind dann ein-
fach in eine Nierenschale gelegt. Wir plädieren immer wie-
der auf die Wassermethode. Leider ist die Wassermethode
noch nicht allzu bekannt und wird dahingehend auch abge-
lehnt. In manchen Kliniken ist es dann so, dass sie dies nicht
kennen und dann sagen: „Kennen wir nicht, machen wir
nicht." Das ist wirklich traurig, denn so ist es schwieriger,
schöne Bilder zu machen. Natürlich geben wir unser Bestes
und bearbeiten die Bilder im Nachhinein, doch wenn sich
das Personal selbst auch damit befassen würde, so würde
man uns wirklich die Arbeit erleichtern.

Das Problem ist einfach, dass die Kinder Wasser verlie-
ren, vor allem in frühen Wochen. Wenn die Kinder dann in
eine Einschlagdecke gewickelt werden, dann versifft das al-
les und das Blut verfärbt dann ebenfalls die Decken. Das ist
nicht würdevoll. Nicht für das kleine Menschlein und auch
nicht für die Eltern, die dies für immer in Erinnerung behal-
ten werden. Es ist schlimm. Teilweise wird den Kindern auch
nicht übers Gesicht gestrichen oder das Blut wird nicht ent-
fernt. Für mich ist das selbstverständlich. Die Kleinen sind
doch auch Menschen, egal in welcher Woche ein Kind gebo-
ren wird. Auch wenn dies ein Ehrenamt ist, so haben viele
von uns eigene Kinder und/oder sind berufstätig. Wir haben
auch nicht unbegrenzt Zeit, sondern investieren die Zeit, die
wir übrighaben, für die Eltern, die uns brauchen. Das medi-
zinische Personal ist manchmal nicht in der Lage, uns ein-
fach den Weg zu den Eltern zu zeigen oder uns hinzubrin-
gen. Dies sind die gängigsten Dinge, die schon vorkamen.

Ich würde gerne an dieser Stelle erwähnen, dass ich das Per-
sonal, dass sich schon wirklich engagiert, sehr bemüht und
ich möchte auf keinen Fall, dass sich da jemand auf den

Schlips getreten fühlt, denn es gibt viele Kliniken, die das wirklich wundervoll handhaben. Es gibt viele Leute, die das wirklich schön machen und die den Eltern auch alle Wünsche erfüllen.

Das Schlimmste, was ich bisher jedoch erfuhr, war die Geschichte einer Kollegin. Sie wurde in ein Krankenhaus gerufen. Da sie einen Tag später ankam, wurde das Kind in der Zwischenzeit tiefgefroren. Das Personal hat leider nicht darüber nachgedacht, was es mit den Eltern macht, wenn sie das Baby tiefgefroren im Arm halten. Als die Kollegin dann ankam, wurde den Eltern das tiefgefrorene Kind, mit Eiskristallen im Gesicht, in den Arm gelegt. Sie versuchten es mit einem warmen Schwamm aufzutauen, auf dem Arm der Mutter.

Die Eltern werden dies niemals vergessen können.

Durch unsere Gruppe bekomme ich sehr viel mit. Wir hatten auch schon Fälle, bei der Mutter und Kind starben. Durch Fruchtwasserembolien oder dergleichen. Aber auch durch schwere Schicksalsschläge. Auch hier blieb mir ein Fall in Erinnerung. Eine hochschwangere Frau sprang aus dem Fenster. Beide starben.

„Was würdest du den Kliniken empfehlen, was könnte man vielleicht besser machen?"

Die Kliniken sollten sich schon vorab, ohne, dass der Fall schon eintritt, Pakete bei ehrenamtlichen Näherinnen und Organisationen bestellen. Damit im Notfall Dinge für die Eltern und Kinder vorhanden sind. Es gibt so viele ehrenamtliche Trauerbegleiter, die man im Akutfall anfordern kann, auch dies sollten Kliniken machen. Kliniken sollten sich viel mehr dafür engagieren, ihr Personal zu schulen. Hierfür gibt es viele Schulungsangebote und/oder Seminare, die man besuchen kann. Dies könnte man auch an Seminartagen an-

bieten oder in Teamsitzungen besprechen, welcher Umgang mit den Eltern/mit den Sternenkindern angebracht ist, denn dann würden sich viele Situationen einfacher gestalten. Vor allem würde es dann auch mehr Aufklärung für die Eltern und Verwandten geben.

Es sollte selbstverständlich sein, dass ein Kind, welches in der 17. oder 18. SSW geboren wird, auch als solches geachtet wird. Es gibt sogar ein Klinikum, welches uns generell nicht unter der 20. SSW anruft, weil die Kinder ja zu klein sind. Laut der Klinik würde es sich nicht lohnen, diese Kinder zu fotografieren. Wir haben schon Kinder in der 11. SSW fotografiert und hier ist alles schon vorhanden. Ein Gesicht, die Beine, die Hände, sogar die Zehen. Es geht hierbei nicht um das Klinikpersonal, sondern um die Eltern. Ich persönlich finde, dass das medizinische Personal hier nur das eigene Ego vertritt, das hat nichts mit den trauernden Eltern zu tun. Auf der Seite von **dein Sternenkind** gibt es auch Bilder von Kindern unter der 20. SSW. Es sind Miniaturen von Babys, doch definitiv Kinder, die mehr Empathie verdient haben. Genau wie die Eltern, denn sie haben ihr Kind verloren.

„Welche positiven Geschichten hast du schon von deinen Kolleg:innen gehört?"

Eine Familie gab der Beerdigung einen neuen Namen. Sie nannten es Lebensfest. Sie feierten das Leben, statt den Tod ihres Kindes. Auch das hat mich sehr geprägt und die Kollegin, die mir diese Geschichte erzählte.

Eine andere Kollegin erzählte mir von einem für sie ganz besonderen Einsatz. Sie durfte in einer Krankenhauskapelle fotografieren. Die Eltern wussten schon lange, dass ihr Kind nicht lebensfähig sein würde und wurden vom Krankenhaus sehr gut betreut. Nach der Geburt stellte die Krankenhausseelsorge eine Wiege in die Kapelle, damit meine Kollegin

fotografieren konnte. Das Ambiente und die Umgebung wa-
ren so wunderschön gestaltet. Als das zweijährige Ge-
schwisterkind dann kam, um sich sein totes Geschwister-
chen anzuschauen, linste er mit so viel Liebe in die Wiege
hinein. Das ist unmöglich zu beschreiben.

„Welcher Abschied blieb dir besonders in Erinnerung, in einer Klinik oder zu Hause?"

Ich kann mich tatsächlich noch an alle Personen und de-
ren Namen in den Familien erinnern. Jeder Einsatz ist ein-
zigartig und man vergisst ihn nie.

An einen meiner ersten Einsätze denke ich noch immer
zurück. Er hat mich wirklich gerührt. Ein verheiratetes Paar
bekam für ihren Sohn die Diagnose Trisomie 18. Dies bedeu-
tet in den meisten Fällen eine lebensbegrenzende Diagnose.
Die Eltern entschieden sich gegen einen Spätabbruch und
trugen ihren Sohn weiter. Nachdem festgestellt wurde, dass
keine Herzaktivität mehr da war, trugen sie ihn weitere zwei
Wochen im Bauch. Für die beiden stellte dies die richtige
Entscheidung dar. Natürlich stand auch die Trauer bei bei-
den im Raum und als er geboren wurde, rief mich der Vater
an und sagte, dass sein Sohn wirklich sehr mitgenommen
aussieht und ob ich ihn wirklich fotografieren möchte. Im-
mer wieder wiederholte er diesen Satz und ich antwortete
immer mit demselben: „Ich mache das wirklich gerne und
ich komme."

Als ich ihm Krankenhaus ankam, fand ich ihren Sohn so
süß und das sagte ich den beiden auch. Es war ein so schö-
ner Einsatz und die Situation mit den Eltern wirklich stim-
mig.

Eine andere Familie, die ich fotografieren durfte, verlor ihr
Kind Anfang des Jahres 2021 unter der Geburt. Zwischen
zwei CTGs verstarb das Baby. Vater und Mutter standen
beide völlig neben sich. Die Eltern haben ihre Tochter mit
nach Hause genommen und das fand ich wirklich schön.

Dass sie trotz des plötzlich eingetretenen Todes ihrer Toch-
ter in der Lage waren, Entscheidungen zu treffen, fand ich
so rührend und stark. Sie erzählten mir, dass sie ihre Tochter
Zu Hause auf eine Kühlmatte legten und die Familie einlu-
den, um die Tochter kennenzulernen und zu verabschieden.
Zwei Tage behielten sie ihre Tochter bei sich, den letzten
Tag nahmen sie sich ganz alleine. Hier war ich wirklich
sprachlos über diese unendliche Liebe. Wie man in so einer
Situation daran denken kann, vor allem nach einer Geburt,
das fand ich wirklich bewegend und wunderschön.

Ihr, also du und Jannik, wart mein erster Abschied, den ich
zu Hause fotografieren durfte. Bei euch fand ich es so wun-
derschön, wie die Kinder miteinbezogen wurden und die
Blumen, die über Emilia im Wasser schwammen. Dies war
auch das erste Mal, dass ich die Wassermethode live miter-
leben durfte. Ich war so hingerissen von der gesamten Um-
gebung und den Verwandten, die bei euch waren. Dass die
Fruchtblase im Wasser aussah wie eine Rose, hat mich dann
auf den Bildern total umgehauen. Das sah so schön aus, als
die Seifenblase von deinem Sohn in das Wasser fiel.

   Mein Lieblingsfoto ist tatsächlich das mit den Blüten im
Wasser, wo nur die Schale und die Fruchthöhlenrose zu se-
hen sind. Auch, dass jede Emotion ihren Platz hatte, fand ich
super. Die Kinder sind herumgesprungen und obwohl eine
Abschiedsstimmung zu spüren war, so doch keine Totengrä-
berstimmung. Dass die Verwandten ihren Gefühlen freien
Lauf lassen konnten, fand ich genial. Es war einfach so fa-
miliär, so schön.

„Warum reden zu wenig Menschen über das Thema Ster-
nenkinder oder tote Kinder? Welche Problematik steht hier
deiner Meinung nach im Raum?"
   Also ich glaube wirklich, dass es in erster Linie keine böse
Absicht ist, sondern Unsicherheit und Angst. Dadurch, dass

das Thema Tod in unserer Gesellschaft nicht wirklich ein Thema ist, wissen viele Menschen nicht, wie man damit umgehen soll. Wenn dann auch noch ein Kind stirbt, sind viele Menschen sehr unbeholfen und wissen nicht, was sie sagen sollen. Eine Frau, die in der 40. SSW ihr Kind verliert, sieht man ja auch an, dass da eigentlich ein Baby sein müsste. Hier wird dazu auch geschwiegen, vielleicht auch, weil die Gesellschaft zu schockiert ist. Man sollte darüber reden, statt zu schweigen und am Umgang mit Betroffenen arbeiten.

„Wusstest du, dass es bis zu 400 Abtreibungen und Spätabbrüche pro Tag in Deutschland gibt?"

Nein, das wusste ich nicht und die Zahl schockiert mich. Ich wusste, dass es viele sind, doch so viele, damit hatte ich wirklich nicht gerechnet. Hierzu kann ich erzählen, dass ich mir erst vor Kurzem eine Dokumentation über einen Arzt, der den ganzen Tag nur Abtreibungen macht, ansah. Er wurde gefragt, wieso er das macht. Seine Antwort, die ich eher als Rechtfertigung sehe, schockierte mich: „Ich helfe Frauen aus brenzligen Situationen und dabei, wieder selbst über ihren Körper zu bestimmen."

(Abtreibungen, die nach der 12. Woche erfolgen, werden damit gerechtfertigt, dass das psychische Wohl der Mutter in Gefahr sei. Deshalb darf man in Deutschland und in vielen anderen Ländern auch nach der 12. SSW einen Abbruch vornehmen.)

„Was würdest du dir für die Zukunft wünschen, in Bezug auf den Umgang von Sternenkindern?"

Ich würde mir wünschen, dass man offener mit dem Thema toten Kindern/Sternenkindern umgeht. Dass man Kinder, die in frühen Wochen geboren werden, auch als solche ansieht. Sie mit Respekt und Würde behandelt.

Man sollte auch daran arbeiten, den Eltern genau das zu vermitteln: dass sie ein Kind verloren haben. Schweigen ist in diesem Sinne keine Hilfe. Auch in der Palliativmedizin sollte man darüber nachdenken, dass man nicht immer ein Leben retten muss, sondern auch einfach unterstützen kann. Ich selbst habe schon mitbekommen, dass auf Biegen und Brechen Operationen oder lebensverlängernden Maßnahmen angewandt werden. Manchmal ist dies aber ein Fehler und hier sollte man intervenieren.

17.   Hope's Angel

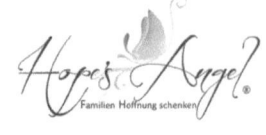

Hope's Angel wurde im Jahre 2015 von Birgit Rutz ins Leben gerufen. Sie ist Sterbe- und Trauerbegleiterin und Geburts- und Trauerdoula. Auf die Begleitung bei pränatal-medizinischen Diagnosen und Frühtode von Kindern hat sie sich spezialisiert.

Wie kam ich (Viviane) zu Hope's Angel?

Als ich damals von Emilias Erkrankung erfuhr und wusste, dass meine Tochter sterben würde, informierte ich mich im Internet über Organisationen und Vereine. Hier traf ich auf Hope's Angel. Auf der Seite fand ich Unmengen an Informationen, Hilfsmaterial für betroffene Eltern und eine Anlaufstelle.

Alle Angebote von Hope's Angel sind kostenlos für betroffene Eltern oder Angehörige. Kurz entschlossen rief ich die Nummer an und sprach mit einer sehr freundlichen Mitarbeiterin. Wir erörterten ausführlich die Situation und schließlich erzählte sie mir von meinen Möglichkeiten und, wie Hope's Angel mir dabei helfen könne. Sie bot mir an, ein Care-Paket zuzuschicken und für meine Kinder eine Trauergruppe, zugeschnitten auf das Alter, zu finden. In dem **Care-Paket** wäre enthalten:

- Kleidung für jede Schwangerschaftswoche
- Ein Gutschein für das Buch von Nathalie Himmelrich mit dem Namen: *Trauernde Eltern*
- Ein Abdruckkasten für Füße oder Hände des Kindes
- Eine Trostbox von Hope's Angel

Ebenso unterhielten wir uns darüber, ob ich mir meine Tochter ansehen sollte und ob ich sie meinen Kindern vorstellen könne. Sie befürwortete dies sehr und erklärte mir auch aus welchen Gründen heraus ich Emilia meinen Kindern vorstellen solle.

Hope's Angel bietet unter anderem auch **Pakete für Kliniken** an. Auch hier ist das Paket kostenlos zu bekommen. In diesem sind auch Broschüren im Umgang mit trauernden Eltern enthalten.

Fotos bei Hope's Angel:

Hope's Angel bietet die Möglichkeit, Fotos von seinem Kind machen zu lassen. Diese bekommt man dann auf CD mit uneingeschränktem Nutzungsrecht zugeschickt.

Angebote:
- **Unterstützung bei Aufbahrung im eigenen Zu Hause**
- **Sternenkindfotografie**
- **Begleitung in der Akutsituation**
- **Trauerbegleitung**
- **Erste-Hilfe-Päckchen**
- **Brieffreundschaft**

KONTAKTDATEN

TELEFON: (022 41) 905 0000
ADRESSE: Kamillenweg 22
53757 Sankt Augustin
WEBSEITE: www.HopesAngel.com
EMAIL: birgi@HopesAngel.com

18. Handgemachtes e.V.

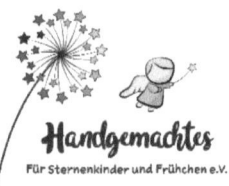

Im Juni 2021 suchte ich telefonischen Kontakt zu *Handgemachtes e.V.* Zuvor hatten meine Mutter und ich eine Seite gesucht, die Sternenkinder oder Frühchen Hilfe „spendet". Meine Mutter forderte auf der Seite ein Paket für Emilia an, und so lernte ich die Seite und Hilfe das erste Mal kennen. Da ich aber mehr über die Hilfe und Einstellung erfahren wollte, nahm ich selbst Kontakt zu *Handgemachtes e.V.* auf und lernte so **Steffanie Dindaß** kennen. Sie ist die Gründerin von *Handgemachtes e.V.* und beantwortete mir viele Fragen.

Magst du ein wenig über dich als Person erzählen?

Gerne. Ich heiße Steffanie Dindaß und komme aus der Nähe von München. 2019 gründete ich die Organisation **Handgemachtes e.V.**

Ein Sternenkind habe ich selbst nicht, aber ein Zwillingspaar, mit neun Jahren und einen jüngeren, vier Jahre alten Sohn.

Wie kam es dazu, dass du eine Organisation wie *Handgemachtes e.V.* gegründet hast?

Dies geschah vor einigen Jahren. Damals trat ich einer Gruppe bei, die sich Sternenkinder und Frühchen annehmen und helfen. Hier bestellte ich ein Paket und beteiligte mich, vorerst eher aus Neugierde, an der ehrenamtlichen Arbeit.

Später wurde ich dann Feuer und Flamme für das ehrenamtliche Engagement. Auch, wenn ich kein eigenes Sternenkind habe, so erfüllte mich die ehrenamtliche Arbeit für die Familien sehr.

Nach einer Zeit trat ich dann aus dem Verein aus, aufgrund verschiedener Vorkommnisse und beschloss, eine eigene

Gruppe zu gründen. Vorerst tat ich dies auf Facebook, stellte jedoch schnell fest, dass ich einen Verein gründen muss. Zum einen aufgrund der Spenden und zum anderen wollte ich „mehr" tun.

Es lag mir auf dem Herzen, mehr zu erreichen, für die betroffenen Eltern, Angehörigen und Sternenkinder und so gründete ich den Verein **Handgemachtes e.V.**

Gab es einen Grundgedanken, der dich dazu animierte, sozial für Sternenkinder und deren Eltern einzutreten?

Schon in frühen Jahren diagnostizierte man bei mir, dass ich niemals Kinder würde haben können. Auch auf künstliche Weise würde sich dies schwierig gestalten. Als ich dann jedoch spontan das Glück erfuhr, Mutter zu werden, empfand ich das als einen Segen. Es ist ein Geschenk, das Mutter-Sein.

Daraus lernte ich, dass nichts auf der Welt selbstverständlich ist. Dies wollte ich unbedingt weitergeben. Dadurch, dass meine Zwillinge Frühchen waren, stand die Angst, sie zu verlieren, sehr oft im Raum. Deshalb bin ich so dankbar und möchte Eltern einen Halt geben. Ich kann mir zwar nicht ausmalen, wie es ist, sein Kind zu verlieren, doch ich kenne die Angst davor.

In welchen Bundesländern ist *Handgemachtes e.V.* vertreten?

In ganz Deutschland und sogar in Teilen Österreichs.

Wie viele ehrenamtliche Mitarbeiter/innen werden in deinem Verein beschäftigt?

Momentan zählen 144 ehrenamtliche Näherinnen, Strickerinnen und Bastlerinnen zu unserer Organisation. Alle arbeiten ehrenamtlich, bekommen kein Gehalt gezahlt und auch ich arbeite Vollzeit für den Verein und erhalte kein Gehalt.

Magst du mir den Ablauf schildern, wenn ein Notruf bei dir eingeht?

Wenn uns ein Notruf erreicht, dann klären wir erst einmal, um welche Art „Notruf" es sich handelt: Um ein Sternenkind oder ein Frühchen.

Die Frühchen können auch einen Tag warten, was jedoch selten der Fall ist. Bei Sternenkindern ist jedoch sofortiger Handlungsbedarf gefragt. Der Person, die angerufen hat, schicke ich dann Fotos von verschiedenen Stoffen zu. Aus diesen kann sich dann die Person einen aussuchen, bevor ich ihn verschicke. In die Box gebe ich dann noch einiges hinzu: Einen Stein in Herzform, Kerzen, Anhänger etc.

Wenn das Paket fertiggestellt wurde, bringe ich es direkt auf die Post, damit es mit dem Expressversand am nächsten Tag zugestellt werden kann. Mir ist vor allem wichtig, persönlichen Kontakt zu den Anrufern zu haben. Hier kann ich dann auch auf die Betroffenen eingehen oder Fragen beantworten.

Kommen Kosten auf die Betroffenen für das Paket zu?

Nein. Das Paket kostet nichts, weder bei den Frühchen, noch bei den Sternenkindern. Das Einzige, was die Anrufer zahlen müssten, wären die Versandkosten mit 4,75 Euro.

Vielleicht kannst du den Lesern verraten, was alles in so einem Paket enthalten ist?

Zum einen gibt es unser Sternchenpaket.

Hier wird, wenn das Kind unter der 25. Schwangerschaftswoche geboren wird, eine Einschlagdecke mit hineingegeben. Sobald das Baby die 25. Schwangerschaftswoche erreichen konnte, geben wir auch Kleidung bei. Diese kann man dem Baby dann nach der Geburt anziehen.

Ebenso enthält jedes Sternchenpaket eine oder zwei Stoffwindeln, auch diese kann man dem Baby anziehen.
Für die Eltern packe ich ebenfalls etwas mit hinein. Engelchen mit kleinen Filsflügel, zwei gestrickte Herzen – hier

kann man eines dem Baby mitgeben und eines behalten, für die Erinnerung. Kerzen oder persönliche Steinchen, diese sind dann auch mit Namen des Kindes versehen. Ebenso erhalten die Eltern einen Leuchtstern, auf dem der Name des Kindes geschrieben steht.

In unserem Frühchenpaket ist das ein wenig anders.
Hier wird vor jedem Versand eine Bestätigung der Geburt angefordert. Dies machen wir aus einem bestimmten Grund: Leider kam es schon vor, dass bei uns Pakete angefordert wurden und sich dann herausstellte, dass diese für Puppenkleidung genutzt wurden.

In jedes Paket legen wir eine Karte, in der wir zur Geburt gratulieren. Ebenso werden Klamotten ab Größe 32, in Handarbeit, bereitgelegt.

Was man auf jeden Fall sagen kann, ist, dass alle Pakete bei uns individuell gestaltet und verschickt werden. Das ist mir persönlich sehr wichtig.

Wer packt die Pakete?
Die Pakete für Sternenkinder packe ich meistens selbst.
Insgesamt haben wir drei Lagerräume für Stoffe, Bastelsachen und dergleichen. Sogar ein Zimmer, in meinem Haus, ist voll mit den Sachen für die Pakete. Wenn dann ein Notruf eingeht, kann ich so schnell wie möglich handeln.

Wie viele Fälle von Sternenkindern und Frühchen hast du pro Jahr? Oder kann man das pauschal nicht beantworten?
Pauschal kann man das wirklich nicht beantworten. Im Jahr 2011 kann man sagen, dass pro Monat circa 10 Anrufe eingingen für Sternenkinder. Das ist aber auch nur eine pauschale Zahl, denn die Frühchen, um die wir uns auch kümmern, sind in der Zahl nicht enthalten.

Die Zahl bezieht sich auch nur auf die Eltern, die sich direkt an uns wendeten. Die Anrufe von Bekannten und Verwandten der Eltern sind nicht darin enthalten.

Wenn wir gerade dabei sind: Wer ruft denn bei dir/euch an? Sind es eher die Betroffenen selbst oder Außenstehende?

Inzwischen ist das wirklich sehr unterschiedlich. Zum Teil sind es Verwandte der Betroffenen, doch es können auch Freunde oder direkt die Eltern sein. Ab und zu rufen uns auch die Kliniken an, die dann ein Paket bei uns bestellen.

Wie gehst du persönlich auf die Betroffenen am Telefon ein? Wie verhältst du dich?

Wenn ein Anruf direkt bei mir eingeht, dann frage ich immer vorsichtig nach, um welchen Fall es sich handelt. Dann frage ich, was man sich wünscht. Ich gehe sehr fürsorglich auf die Person am Telefon ein und warte meistens auch ab, wie sich die Person am anderen Ende der Leitung verhält. Inzwischen habe ich ja schon einiges an Erfahrung gesammelt. Mit der Zeit kommt das dann auch automatisch. Auf jeden Fall ist man sehr vorsichtig, weil jeder Mensch anders mit der bevorstehenden oder bestehenden Trauer umgeht.

Vielen Betroffenen gebe ich auch Tipps, für die Beerdigung und beantworte aufkommende Fragen. Wenn die Betroffenen aus der Klinik anrufen, dann stelle ich auch einige Fragen, wie: „Was brauchen Sie?" Oder: „Haben Sie Klamotten für Ihr Kind?"

Vielen gebe ich auch Hilfestellungen wie: „Machen Sie Fußabdrücke oder, wenn Ihr Kind schon Haare hat, dann schneiden Sie ein paar Haare ab und heben Sie diese auf."

Erinnerungen für die Eltern sind so unglaublich wichtig und ich rate jeder betroffenen Person dazu, sich welche zu erstellen.

Gibt es etwas, was du den Anrufern empfehlen kannst? Und wie genau sieht die Hilfe aus, die du geben willst?

*Zum einen biete ich „Soforthilfe" am Telefon. **Dein Sternenkind**-Fotografen empfehle ich allen meinen Anrufern. Die Päckchen biete ich an und Trauerbegleiter der verschiedenen Organisationen. Zum Beispiel Caritas.*

Bekommst du auch Rückmeldungen von Betroffenen oder Anrufern?

Ja, sehr viele sogar. Die meisten Betroffenen und Verwandten freuen sich so sehr, vor allem, dass es uns gibt. Wir bekommen Karten zugeschickt, mit Bildern. Dankeskarten und Briefe. All das hänge ich mir in mein Büro. Wenn ich mein Büro betrete und die Bilder ansehe, dann bin ich immer stolz auf mich, denn ich konnte jemandem helfen und etwas Gutes vollbringen. An den Dankeskarten merkt man auch immer, wie sehr die Eltern sich über unsere Tätigkeit freuen und wie intensiv die Trauer über ein Sternenkind wirklich ist.

Wie geht dein privates Umfeld mit deiner Tätigkeit im Bereich „Sternenkinder" um? Und wie ist das für deine Kinder?

In meinem privaten Umfeld werde ich auf ganzer Ebene unterstützt. Hier bekomme ich nur positive Rückmeldungen. Meine Kinder sind von klein auf daran gewöhnt. Wenn eine weinende Mutter vor meiner Türe steht, dann reden wir im Nachhinein darüber und ich erkläre meinen Kindern dann, warum die Mutter geweint hat. Geheimnisse aus Sternenkindern zu machen, brauche ich nicht.

Hast du auch schon negative Rückmeldungen erlebt?

Nein, tatsächlich habe ich bisher keine negativen Rückmeldungen für meine Tätigkeit erhalten.

Hast du bisher eine negative Erfahrung gemacht, seit du *Handgemachtes e.V.* **gegründet hast?**

Ja, einmal. Darauf möchte ich jedoch nicht näher einge-hen, da sie für mich sehr schmerzhaft und von der anderen Seite eher unbegründet war.

Gab es bisher einen Fall, der dir besonders im Gedächtnis geblieben ist?

Ja, den gab es tatsächlich. Der Direktor einer Schule rief auf meinem Telefon an und bestellte ein Paket für eine sei-ner Schülerinnen.

Sie war noch sehr jung und er engagierte sich dafür, dass sich das Mädchen aufgehoben fühlte und trauern konnte. Er deklarierte das Thema „Sternenkinder" nicht als TABU, sondern ging offen damit um. Die Schülerin rief mich dann sogar noch einmal an und bedankte sich.

Das werde ich nie vergessen, denn da habe ich gemerkt, dass es wirklich noch humane Menschen gibt, die an andere denken und sich nicht vor „schlimmen" Themen verschlie-ßen.

Gab es in deinem privaten Umfeld schon einen Fall, der mit einem Sternenkind zu tun hatte?

Einmal erlebte ich mit, wie das ist: Wenn bei einem Ult-raschall auf einmal keine Herztöne und keine Aktivität des Kindes mehr aufgezeichnet werden können. Das hat mich wirklich sehr mitgenommen und bis heute denke ich noch mit Traurigkeit daran zurück.

Kann man sagen, dass jeder Todesfall eines *Sternenkindes* **individuell ist?**

Auf jeden Fall kann man sagen, dass jeder Fall, der mich erreicht, individuell ist. Manchmal ist es eine Krankheit, manchmal ein plötzliches Versterben im Mutterleib, ohne Grund. Jeder der Betroffenen ist einmalig und sehr bestürzt

in seiner Trauer. Dies darf man auf keinen Fall unterschät-
zen, denn es geht immerhin um Eltern, die ein Kind verloren.

Kannst du daheim abschalten und deine ehrenamtliche Tätigkeit vergessen?

Tatsächlich komme ich gut damit zurecht, nicht alles zu hinterfragen oder dauernd darüber nachzudenken. Wenn ich meine Kinder spielen sehe, dann bin ich immer sehr froh, dass ich sie habe und welches Glück damit verbunden ist.

Es gibt mir auch eine große Zufriedenheit, wenn ich Feierabend habe und sagen kann, das und das habe ich heute erreicht und vollbracht und vielen Eltern ein wenig Leid „genommen".

Was kannst du zu Geschwisterkindern eines Sternenkindes sagen? Gibt es da pauschal etwas, was man wissen muss?

Ich finde es sehr wichtig, dass auch die Geschwisterkinder in die Trauer miteinbezogen werden. Kinder, die miteinbezogen werden, gehen besser mit dem Verlust und der Trauer der Eltern um als solche, denen die Trauer vorenthalten wird.

Kinder spüren die Trauer der Eltern und merken, dass etwas nicht stimmig ist.

*Frau **Arne Müller** von **dein Sternenkind** hat hierzu ein Kinderbuch geschrieben, speziell für Geschwisterkinder. Wir bei **Handgemachtes e.V.** bekommen es immer kostenlos und reichen dafür eine Spende ein.*

Deine Kinder wissen über den Tod Bescheid, wie gehen deine eigenen Kinder mit Trauer um?

Ich werde dazu einmal ein Beispiel machen:

Als der Opa meiner Kinder im Sterben lag, kam die jüngere der beiden Zwillinge und wollte ihrem Opa ein Herz mit auf den Weg geben. Solche, die wir auch in die Pakete legen. Eines bleibt bei den Babys und das andere bei den Eltern.

Meine Tochter war der Ansicht, dass ihr Opa genauso ein Herz braucht, weil das ebenso sein muss. Die Krankenschwester hat dann auch ein Bild gemacht, wie der Opa das Herz hält, das hat meine Tochter sehr befriedigt. Sie konnte mit dem Tod ihres Opas viel leichter umgehen.

Ich habe eine wichtige Frage: Warum, glaubst du, wird in unserer Gesellschaft geschwiegen, wenn es um tote Kinder oder Sternchen geht?

Ich glaube, dass viele Menschen aus Angst vor diesem Thema schweigen. Viele wissen nicht, was sie dazu sagen sollen. Das ist auch oft in den Familien oder im Freundeskreis der Fall.

Hier rate ich den Eltern und Betroffenen, auf Konfrontation zu gehen, nachzufragen; wieso, weshalb, warum.

Denn: Durch das Schweigen oder Akzeptieren ändert sich nichts an der Situation.

Was sollte man deiner Meinung nach an unserer Gesellschaft ändern, um das Thema Sternenkinder zu fördern?

Man sollte mit der Basis beginnen. Wenn eine Frau ein Kind erwartet, dann wird dies meist beim Frauenarzt diagnostiziert. Hier sollte schon das erste Mal aufgeklärt werden, das eben auch etwas passieren kann, auch nach der 12. Woche! Hier sollten schon Flyer von **dein Sternenkind, Handgemachtes e.V.** und den anderen Organisationen liegen.

Zudem sollten auch Kliniken, Hebammen und Arzthelfer/innen mehr Informationen haben, um diese nicht nur im Akutfall bereitzuhalten.

Schon nach einer lebensbegrenzenden Diagnose sollten die Ärzte die Betroffenen auffangen können und direkt Hilfen anbieten, statt nur den medizinischen Fall einzuschlagen.

Was würdest du dir für die Kinder und Jugend der heutigen Zeit, in Bezug für die Aufklärung über den Tod, wünschen?

Meiner Meinung nach sollten Kinder und Jugendliche besser über das Thema Tod aufgeklärt werden. Einfach, weil der Tod überall ist. Ich war auch schon in einer vierten Klasse und habe einen Vortrag darüber gehalten, natürlich kindgerecht und habe nur positive Rückmeldungen bekommen.

Ebenso ging ich auch schon in weiterführende Schulen. Die Mädchen hier waren im Alter von 16 –17 Jahren. Sie haben während meines Vortrags viel geweint, doch im Endeffekt sind sie nun vorbereitet und auch hier gab es nur positive Rückmeldungen. Sie haben danach sogar Spenden gesammelt, um mich und andere Organisationen zu unterstützen, das fand ich sehr herzerwärmend.

Sie alle gehen mit dem Tod nun anders um als Kinder oder Jugendliche, mit denen nicht darüber gesprochen wird. Vor allem geht es hier auch um Sternenkinder und das sollte kein Tabu sein.

Würdest du gerne etwas mit deinen eigenen Worten sagen?

Meiner Meinung nach sollten Kinder schon im Alter von 3–4 Jahren aufgeklärt werden. Der Tod ist nichts Schlimmes, nur etwas Trauriges und jeder von uns lernt ihn, in den Jahren seines Lebens, kennen. Uns wird in der heutigen Gesellschaft eingetrichtert, dass ein Baby rund und knautschig sein muss, dass es keine Fehler haben darf. Das finde ich falsch.

Auch ein krankes oder missgestaltetes Kind ist ein Kind.

Uns wird in der Gesellschaft immer das perfekte Leben vorgegaukelt. Schule machen, jemanden kennenlernen, heiraten und dann ein Kind bekommen. Da läuft nichts schief, doch das Leben ist so nicht und das sollte man schon früh erläutern und verstehen lernen.

Jetzt habe ich eine interessante Tatsache für dich. Wusstest du, dass pro Tag bis zu 400 Babys abgetrieben werden, wegen einer lebensbegrenzenden Diagnose?
(Sie ist ganz schön geschockt)

Nein, das wusste ich nicht. Ich habe nicht gedacht, dass es so viele sind. Das ist ja wirklich schlimm.

Weißt du, was ich bzw. wir alle, mit diesem Buch erreichen möchten?

Ja und ich finde es gut. Es sollten sich viel mehr Menschen mit dem Thema Tod und Sternenkinder auseinandersetzen. Vor allem finde ich es gut, dass sich immer mehr Menschen und Betroffene für diese Themen engagieren.

Das Wissen in diesem Buch publik zu machen, sollte Wirkung erzielen und nicht nur Betroffenen helfen, sondern auch Ärzten und Hebammen die Augen öffnen.

Erreichen *Handgemachtes e.V.* **genügend Spenden, sodass ihr die Organisation fördern könnt?**

Ja, teilweise. Wir bekommen viele Materialspenden. Mussten unsere Lager auch schon aufteilen und erweitern. Inzwischen sind es drei Zwischenlager. Finanziell werden wir zum Glück unterstützt. Sogar von der Volksbank erhielten wir eine regionale Spende.

Jetzt habe ich noch eine letzte Frage an dich. Wo ist deine Organisation überall vertreten?

Man findet uns auf Facebook, ebenso auf Instagram und wir haben eine eigene Homepage, auf der man uns jederzeit erreichen kann.

Handgemachtes e.V.
94347 Ascha
Gartenstr. 18a
0176 21005696

QR-Code siehe Kapitel **Anlaufstellen**

19.   Ein Arzt erzählt...

Durch meine Recherchen bin ich an einen Arzt gelangt, der sich mit dem Thema Sternenkinder und Verhalten von Fachpersonal sehr auseinandersetzt. Aufgrund beruflicher und privater Gründe kann ich ihn namentlich nicht nennen, doch er beantwortete mir viele Fragen.

Vielleicht fangen wir erst einmal mit der Frage an, warum du Arzt werden wolltest?

Es begann damit, dass ich eines Tages, als Jugendlicher, auf der Straße spazieren ging und mitbekam, wie eine ältere Dame hinfiel. Sie hatte Schmerzen, schrie um Hilfe und keiner der Anwesenden konnte ihr wirklich helfen, auch ich nicht. Dies brachte mich dazu, Arzt zu werden, denn ich wollte etwas bewirken und den Menschen helfen, die meine Hilfe brauchen.

Wie denkst du über deine Kollegen oder allgemein über die heutige Medizin?

Das ist eine schwierige Frage. Die Medizin ist sehr weit fortgeschritten und wir haben die besten Möglichkeiten, zu forschen, operieren und zu helfen, doch auch wir als Ärzte haben Grenzen. Ebenso arbeiten wir Ärzte in Schichten, diese sind, je nachdem welche Richtung als Arzt man einschlägt, sehr qualvoll und anstrengend, nicht nur körperlich.

Welche Richtung als Arzt hast du gewählt?

Ich habe mein Medizinstudium als Chirurg abgeschlossen und arbeite dennoch seit drei Jahren als Gynäkologe in der Pränatalmedizin.

Wie kamst du dazu, dich als Chirurg dennoch für die Pränatalmedizin zu entscheiden?

Ich hatte damals, in der Zeit als Chirurg, einen Vorfall mit einer Schwangeren. Dieser prägte mich sehr.

Meine Kollegen und ich arbeiteten in einem Krankenhaus und uns wurde ein Autounfall gemeldet. Bei diesem ging es um eine schwangere Frau. Diese war schwer verletzt, dennoch bei Bewusstsein, als sie eingeliefert wurde. Sie befand sich zu diesem Zeitpunkt im 8. Monat der Schwangerschaft und den einzigen Satz, den sie immer wieder von sich gab, war: „Bitte passen Sie auf meine Tochter auf."

Das war das Fesselndste, was mir je in meiner Laufbahn geschehen war. Leider konnten wir das Kind nicht mehr retten und die Frau wurde mit den schlimmsten Neuigkeiten geweckt. Das hat mich sehr geprägt und es war eine der psychisch emotionalsten Nächte als Chirurg.

Was geschah dann?

Ich richtete mich auf den Beruf des Gynäkologen ein und studierte noch einmal. Während ich die verschiedenen Stufen eines Gynäkologen bestritt, prägte sich mir die Pränatalmedizin sehr ein. Hier gab es sehr häufig leidende Eltern, denen ich helfen konnte. Zwar hatte ich bei vielen Diagnosen nicht mehr die Möglichkeit, dem Kind zu helfen, doch ich begleitete als Arzt und Mensch die Eltern auf ihrem Leidensweg, so gut es ging.

Warum, glaubst du, haben so wenig Kollegen Verständnis für die Situation der Eltern?

Das ist von Arzt zu Arzt unterschiedlich. Sie alle müssen dir die Wahrheit über die Diagnose der Kinder sagen und manche können das besser und manche eben nicht. Wir sind alle nur Menschen, die einen bessere, die anderen schlechtere. Wenn ein Arzt dir mit Distanz sagt, dass dein Kind krank ist und sterben muss, dann kommt es immer darauf an, was er für eine Persönlichkeit hat. Die meisten von uns sind nur Menschen, die versuchen, das Beste aus der Sache zu machen, auch wenn es uns und andere verletzt. Einige von uns können vielleicht nur mit Distanz ihren Job machen, sonst würden sie zusammenbrechen, doch irgendwer muss diesen Beruf ja ausüben, oder nicht?

Welchen Weg bringt man euch bei, wenn man eine lebensbegrenzende Diagnose für ein Baby im Mutterleib entdeckt?

Zum einen wird unsere Psyche geschult. Hier geht es einzig und allein darum, den Eltern die Diagnose zu sagen und welche Möglichkeiten sie haben. Ich als Arzt für Pränatalmedizin musste selbst schon mehr als 50 Mal den Fetozid vollziehen. Danach fühlt man sich anders. Viele Ärzte stumpft dies ab, doch ich fühle jedes Mal, wie es für die Eltern sein muss, ein Kind gehen zu lassen.

Was hältst du persönlich und als Arzt vom Fetozid?

Meine ehrliche Meinung dazu: Ich finde den Fetozid unmenschlich, denn auch, wenn wir Ärzte sind und viele von uns abgestumpft sind, so lernen wir doch in unserem Studium, wie viele Zellen sich teilen, bis ein Kind entsteht, bis es zur Geburt kommt und bis der erste Schrei zu hören ist. Der Fetozid ist insofern ein unmenschliches Verhalten, weil ich der Meinung bin, dass wir eigentlich nur uns selbst als Menschen töten. Dies gehört verboten, egal ob 24. oder 12. Woche. Mensch ist in meinen Augen Mensch.

Eine etwas persönlichere Frage. Ich darf deinen Namen nicht erwähnen, magst du mir erklären, wieso?

Ja, auf jeden Fall. Es hat den einfachen Grund, dass wir als Ärzte nicht über diese Themen sprechen sollen. Dass wir den Fetozid ablehnen, oder dass unser Beruf als solcher sehr unmenschlich ist. Viele meiner Kollegen könnten nicht nachvollziehen, dass ich schlecht über sie rede oder diverse

Dinge zu Sternenkindern äußere. Vielen geht es gegen den Strich, offen und ehrlich zu sein. Dies könnte zum einen meiner beruflichen Laufbahn Schaden zufügen, und zum anderen meine Familie bedrängen.

Wie meintest du „schlecht über deine Kollegen sprechen"?

Nun ja. Wir reden viel, wenn gerade nicht viel los ist. Da bekomme ich einiges mit. Der Umgang mit vielen Patienten und Patientinnen ist nicht der Beste und vor allem, WIE manche Ärzte Diagnosen übermitteln, ist meiner Ansicht nach menschenunwürdigend.

Wie stehen Ärzte zum Thema Sternenkinder im Allgemeinen?

Da jeder Arzt auch irgendwo ein Mensch ist, ist dies wieder eine sehr knifflige Frage. Ich persönlich habe selbst ein Sternenkind. Meine Frau brachte in der 15. Woche unseren Sohn zu Hause auf die Welt. Die Diagnose kann ich aus Datenschutzgründen nicht sagen. Für mich ist dieses Kind heute noch sehr wichtig, auch, wenn ich zwei lebende Kinder habe.

Andere Kollegen hingegen haben keine Kinder oder den Wunsch danach. Es ist sehr unterschiedlich, wie wir Ärzte über Sternenkinder denken. Ich persönlich bin jedoch der Meinung, dass keiner von uns diesen Beruf aus einfachen Gründen gewählt hat. Meiner Meinung nach steckt hinter jedem Arzt, der sich in der Pränatal befindet, eine Geschichte.

Wird euch viel über das Thema Kindstod im Studium erzählt?

Im Studium des Chirurgen wurde nicht wirklich intensiv darauf eingegangen. Bei der Gynäkologie war das wieder etwas anders. Wir wurden darauf vorbereitet, welche Diagnosen es gibt etc. Daraus folgte letztendlich der kommende Tod.

Der Tod ist als solcher kein Fremdwort für mich, denn ich lernte ihn als Chirurg schon sehr oft kennen.

Beim Studium für Pränatal: Wird euch gesagt, wie man damit umgeht, wenn ein Kind stirbt oder eines, welches tot geboren wurde?

Jain. Es ist eher so, dass wir als Ärzte erlernen, mit den Gefühlen der Eltern umzugehen. Als ich noch kein Gynäkologe war, stand ich oft neben meinem Facharzt und sah ihm dabei zu, wie er tote Kinder auf die Welt begleitete oder die Eltern begleitete. Auch er hatte eine andere Vorgehensweise, bei der ich mir immer wieder sagte: „So möchte ich nicht sein."

Findest du, man sollte auch bei Medizinern schon im Studium mit der Aufklärung über dieses Thema anfangen?

Ja. Vor allem, nachdem ich einige Teile aus deinem Buch Probelesen durfte, merkte ich, wie intensiv die Gefühle einer Mutter sein können und wie schlimm die Trauer selbst ist. Ich als Vater oder Arzt habe da, glaube ich, ein ganz anderes Empfinden. Ich finde, man sollte schon im 2. Semester anfangen, darüber zu sprechen, vor allem, wie die Gefühle der Eltern sich ausdehnen. Es ist wichtig, mehr darüber zu erfahren, wie wir als Ärzte für die Eltern da sein können oder allgemein für die Menschen, die jemanden verlieren.

Wieso wird deiner Meinung nach nicht noch mehr auf die Eltern eingegangen, wenn eine lebensbegrenzende Diagnose vorliegt?

Ich denke, dass die Ärzte Angst haben. Angst davor, dass diese wichtige Barrikade, die sie errichtet haben, einfällt und sie als Ärzte Gefühle zeigen müssen. Dies ist für einen

Arzt nicht einfach; wenn er nach Hause geht, möchte er die Arbeit am liebsten von sich abschütteln und von sich ablegen.

Wie gehst du damit um, wenn ein Kind stirbt oder du eine Geburt begleitest?

Wenn ein Kind in meinem Beisein stirbt, oder tot geboren wird, dann ist das für mich das Härteste, was es gibt. Es sind die zärtlichsten Wesen und die unberührtesten. Ich schaue dann innerlich ins Universum und frage: Warum musste das wieder geschehen, bei einem so kleinen Menschen? Wieso, warum?

Natürlich bekomme ich keine Antworten auf diese Fragen, doch ich hoffe immer wieder, dass sie eines Tages kommen.

Eine Frage zum Schluss. Härtet man mit der Zeit ab, je mehr tote Kinder oder Babys man sieht? Und wie würdest du gerne die Trauer der Eltern handhaben?

Ja. Mit der Zeit härtet man ab, doch ich stehe jeden Tag auf und sage mir: Ich bin ein Mensch, ich darf Gefühle zeigen.

Viele meiner Kollegen härten enorm ab und es interessiert sie nicht mehr. Sie gehen dann nach Hause und freuen sich auf ihre Familie, als wäre nichts gewesen. Ich gehe nach Hause und weine in den Armen meiner Frau. Als Arzt hast du viele Menschen, die leiden und du härtest ab, um dich selbst als Mensch zu schützen, um nicht unterzugehen. Ich für meinen Teil würde mir wünschen, dass wir als Ärzte mit den Eltern weinen dürfen. Dass wir zeigen könnten, wie leid es uns wirklich tut und dass uns bei lebensbegrenzenden Diagnosen die Hände gebunden sind.

Fast keiner von uns ist umsonst Arzt geworden.

20. Die Sterne, die niemand wollte

M artin Gugler lernte ich durch **Steffanie Dindaß**, von **Handgemachtes e.V.**, kennen. Martin ist als Trauerredner und Trauerbegleiter tätig. Mit ihm führte ich ein sehr ausgiebiges Telefonat. Da er ebenfalls das Tabuthema **Sternenkinder** brechen möchte, erzählte er mir die Geschichte der Sterne, die keiner haben wollte. Er berichtet hier über seine Arbeit und deren Schattenseiten.

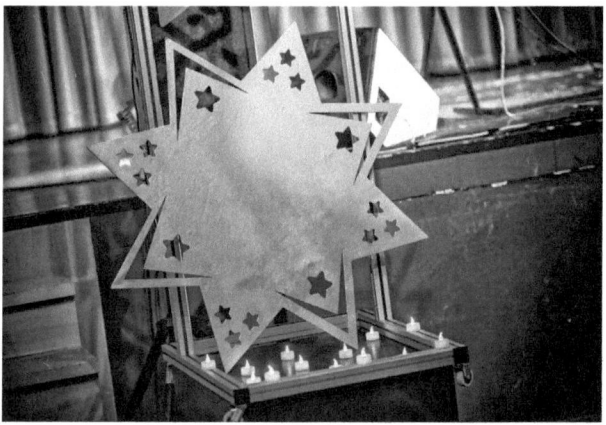

*Im März 2019 veranstaltete ich ein Benefizkonzert für **dein Sternenkind**. Es wurden viele Künstler angeschrieben und gefragt, ob sie daran teilnehmen würden, für einen guten Zweck. Viele sagten zu.*

Ich lernte dann den Eigentümer der Malerei Trnk (heute Malerei Trinker) kennen. Auch dieser bot an, sich zu beteiligen. Ich fragte mich und auch ihn, wie er sich denn beteiligen könne, außer vielleicht mit einer kleinen Spende. Er hatte dann die Idee, zwei Sterne anzufertigen. Skulpturen, die an Sternenkinder erinnern sollen.

Die Grundidee dahinter war folgende: Die zwei Sterne sollten, wenn möglich, nicht direkt verkauft werden. Viel eher sollten Firmen sich einen Platz auf der Sponsorentafel ersteigern und somit Besitzer der Kunstwerke werden. Sie sollten als eine Art Gedenken, zum Beispiel als Grabstätte oder Gedenkstelle, dienen. Beide Skulpturen hatten die Maße von 1,10 m x 1,10 m und wurden in goldener Farbe lackiert. Für die Trauernden wurden Teelichthalter angebracht, damit man Teelichter anzünden und den Kindern gedenken konnte.

Doch unerwarteterweise kamen nicht viele Spenden oder Gebote für die Sterne zusammen.

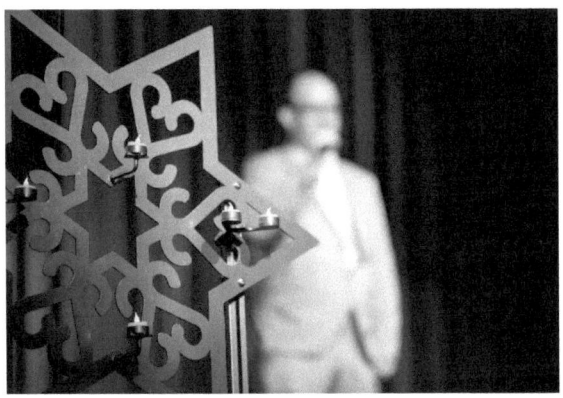

Ich versuchte wirklich über alle möglichen Vereine, Organisationen oder Personen die Sterne „loszuwerden", keiner wollte sie haben. Es wurden auch Gemeinden und Rathäuser angeschrieben, niemand zeigte Interesse.

Als ich schlussendlich nicht mehr weiterwusste, sprach ich sogar die politischen Verantwortlichen darauf an. Auch hier bekam ich keine Rückmeldung. In Regensburg schrieb ich dann der Bürgermeisterin, sie hatte schlussendlich kein

Interesse an den Sternen und das, obwohl das Benefizkonzert wirklich sehr groß war und in den Medien erschien.

Sogar an Hospizvereine wendete ich mich, doch auch hier bestand kein Interesse. Ich schrieb so viele Personen an, an die hundert E-Mails schickte ich raus, doch zu mehr als 70 Prozent erhielt ich nicht einmal eine Antwort. Keine Reaktion. Ich dachte dann auch über das Verschenken der Sterne nach.

Es war traurig und ich fand das Ganze wirklich recht bezeichnend. Irgendwann stellte ich mir dann die Frage: Ist das wirklich so ein Tabuthema? Normalerweise rennen die Leute doch geschenkten Dingen hinterher und nehmen alles, was nichts kostet.

Frau **Steffanie Dindaß**, die Gründerin von **Handgemachtes e. V.**, hatte von der Benefizkonzert-Aktion mitbekommen und rief mich eines Tages an, um in Erfahrung zu bringen, was mit den Sternen geschehen war. Ich erzählte ihr, dass beide Sterne noch nicht vergeben wurden und diese noch immer bei mir verweilen würden und ich letztendlich wirklich verzweifelt einen Besitzer finden wollte.

Nach unserem Gespräch sicherte sie sich dann einen und brachte diesen auf einem Friedhof in Weihern bei Bayern unter. Die Einweihung des Sterns war für meine Kollegin, die auch mit mir singt, die selbst Betroffene ist, sehr emotional. Bei der Einweihung waren sehr viele Menschen zugegen. Die Kirche wurde rappelvoll. Ein Fernsehsender hatte im Vorfeld zugesagt, doch erschien nicht. Das Landratsamt war da, doch von der Presse konnte man niemanden sehen.

Das war wieder sehr schade, dass dieses Thema Sternenkinder so gemieden wird, auch in der Öffentlichkeit. Obwohl heute über alles diskutiert wird und alles in den Medien steht: Von Sternenkindern will niemand etwas wissen.

Irgendwann habe ich dann auch aufgehört, überall nach Interessenten für den zweiten Stern zu suchen. Wenn E-Mails nicht beantwortet werden oder Medien nicht reagieren, gibt man auf.

Der zweite Stern steht seit knapp zweieinhalb Jahren bei Herrn Trinker in der Werkstatt. Vielleicht haben wir einen Besitzer gefunden. Geplant wurde, dass er nach Dingolfing in Bayern geht.

Durch Corona konnten wir die Veranstaltung leider noch nicht abhalten, da die Veranstaltungsgröße im vergangenen Jahr für Corona-Verhältnisse zu groß war. Ich hoffe sehr, dass es dieses Jahr 2021 noch funktioniert.

Abschließend möchte ich noch sagen, dass es mich wirklich fasziniert, dass die Gesellschaft und vor allem Politiker, oder Menschen von Position, dieses Thema totschweigen. Das ist eine Schande.

Meine Öffentlichkeitsarbeit als Trauerarbeiter

Bezüglich zur Trauer habe ich dann auch mit einer Sternenmama einen Podcast gemacht. Auch sie hat mir ganz viel über Kränkungen in ihrer Trauerphase erzählt. „Mach doch ein Neues." Lauter solcher Aussagen musste sie sich anhören.

Ich finde das so schlimm. Als Trauerbegleiter weiß man, dass der Mensch auf Bindung angewiesen ist. Bindung entsteht bei einer Mutter schon, wenn sie einen positiven Test in der Hand hält oder gewisse Anzeichen für eine Schwangerschaft verspürt. Da fängt bereits der Bindungsaufbau an.

Ein Todesfall ist ein einseitiger Beziehungsabbruch. Die Verbindung, die während einer Schwangerschaft aufgebaut wird oder beim Beginn, werden dann durch den Tod des Kindes einfach gekappt. Die Verbindungen verlaufen dann ins Leere. Das ist für die Mutter und auch für den Vater eine sehr schmerzvolle Erfahrung.

In meiner Weiterbildung zum Trauerbegleiter schrieb ich meine Abschlussarbeit über das Thema: Kränkungen in der Trauer.

Über 600 Personen haben mitgemacht. Mir wurden viele persönliche Geschichten zugesendet und berichtet.

Eine hiervon würde ich gerne erzählen.

Es geht um eine Frau, welche in einem kleinen Dorf lebte. Sie verlor ihr Kind. Alle wussten dies, doch keiner sprach sie darauf an. Es kam sogar so schlimm, dass, wenn sie auf der Straße spazieren ging, die Menschen, die ihr entgegenkamen, die Straßenseite wechselten.

Wenn ich jetzt einen Vortrag zum Thema Trauer halte, dann sage ich immer: „Die Trauernden erwarten nicht, dass man die Personen, die verstorben sind, wieder zum Leben erweckt, denn die Katastrophe ist schon passiert. Wenn man kein absoluter Trampel ist, dann kann man die Situation auch nicht mehr verschlimmern. Es reicht, zu sagen, dass man nicht weiß, wie man darauf reagieren oder was man sagen soll. Das reicht sehr vielen Betroffenen schon."

Ich merke leider immer häufiger, dass es eine zunehmende Inkompetenz im Umgang mit trauernden Personen gibt. Auch im Umgang in den Medien ist dies stark zu sehen. Die Kommentare zu Bildern oder Erzählungen werden immer schlimmer.

21. Bestattungen von Sternenkindern

Da ich darauf bestand, Emilia (trotz aller Widrigkeiten!) bestatten zu lassen, setzte ich mich mit dem Thema **Bestattung von Sternenkindern** auseinander. Auch werde ich Rechtliches einfügen und Seiten, auf denen ihr nachschlagen könnt.

Hierzu zähle ich euch nun einmal die *verschiedenen Bestattungsmöglichkeiten* auf:

Erdbestattung: Hier kann man sich auf dem jeweiligen Friedhof ein Kindergrab mieten, welches dann für einen bestimmten Zeitraum bezahlt werden muss.

Man darf sein Kind jederzeit bestatten, auch in frühen Wochen, muss dies jedoch selbst zahlen.

Ab der beendeten 24. Woche (24+0 SSW) ist das Baby bestattungspflichtig, oder mit einem Geburtsgewicht von 500g. Dies ist jedoch auch teilweise abhängig von den verschiedenen Bundesländern.

Sammelbestattung: Jedes Krankenhaus, mit einer Abteilung für Geburt, kann die Sternenkinder, welche in einem Jahr geboren werden, aufbewahren.

An einem Datum im Jahr werden dann die Eltern angeschrieben und über die bevorstehende Beerdigung informiert. Die Eltern können jedoch nicht wissen, in welchem der Särge ihr Kind liegt. Dies ist wie eine anonyme Bestattung und ebenfalls eine Erdbestattung.

Feuerbestattung: Bei dieser müssen die Kosten ebenfalls selbst gezahlt werden, vor der beendeten 24. SSW.

Hier wird das Sternenkind zur Asche. Anschließend wird die Asche des Kindes in eine Urne gefüllt und diese kann man dann im Anschluss auf einem Friedhof (Grabmiete wird fällig) begraben.

Anmerkung: Die Grabmiete kann man im Voraus leisten. Das Grab ist dann für eine bestimmte Spanne reserviert.

Friedwald: Hier wird die Asche der Sternenkinder in einer Urne im Wald vergraben, unter einem „Sternenbaum". Die Bäume haben Nummern, damit man weiß, wo sein Kind vergraben ist.

Särge, Grabsteine und Co.

Särge: Das ist ein sehr großes Thema, denn die Hersteller der Särge wissen, dass Eltern alles für ihre Kinder zahlen. Schon im Einkauf sind die Särge wirklich sehr teuer. Auch bei einer Bestatterin, die ich kenne, kostet ein Sarg 260 Euro, doch dies ist kein Vergleich zu den Angeboten von 2000 Euro, die manche Bestatter tatsächlich verlangen.

Ich persönlich rate den Eltern wirklich immer dazu, den Sarg, wenn möglich, selbst herzustellen.

„Bastelt ihn, baut ihn aus Holz."

Man kann ebenso schöne Körbe nehmen oder Schachteln. Es muss nicht einmal unbedingt ein gekaufter Sarg sein. Jeder Friedhof hat natürlich auch seine Richtlinien bei einer Erdbestattung. Viele sagen, es muss abbaubares Material sein, wie Holz. Dann kann man den Sarg trotzdem selbst bauen, das ist nicht schwierig. Man kann auch in Baumärkten Kisten aus Holz kaufen und diese schön verzieren und anmalen. Den Eltern steht da wirklich fast alles offen.

Grabsteine: Grabsteine kosten wirklich viel Geld. Ich habe mich selbst einmal auf die Suche begeben und habe einen gefunden, der mir persönlich sehr gefallen hat. Nachdem ich jedoch den Preis von 8.000 Euro gesehen habe, fing ich an zu weinen.

ABER, man kann, wie auch bei den Särgen, viel selbst gestalten. Bei einer Bestattung bekommt man meistens immer ein Kreuz. Dieses darf man bemalen, durchbohren, was man damit eben machen möchte.

Man kann auch einfach einen Stein kaufen; Steine bekommt man bei vielen Anbietern sehr günstig. Diesen kann man dann auch selbst meißeln. Es gibt auch die Möglichkeit, den Stein hinzulegen, man muss ihn nicht unbedingt hinstellen.

Anmerkung: Viele Gemeinden möchten eine Grabumrandung haben, also eine Abgrenzung zwischen den Gräbern. Aus Holz oder Metall, das ist den Eltern meistens selbst überlassen. Man kann diese Grenze auch mit Steinen legen.

Bei den Gemeinden oder Friedhöfen kann man auch einfach nachfragen, die können einem dann meistens mehr Auskunft darüber geben.

Verzierung der Gräber: Windspiele sind erlaubt. Wenn der Friedhof etwas nicht haben möchte, wird man meistens auch darauf hingewiesen. Dies erfolgt dann postalisch.

Seit ich meine Tochter begraben musste, verging ein Jahr und seither sage ich: „Macht das, was ihr möchtet, ihr werdet benachrichtigt, wenn etwas nicht erlaubt ist oder ungewollt."

Anmerkung: Für die Eltern ist es teilweise auch sehr gut, für die Verarbeitung diese Dinge zu machen. Sich um das Grab zu kümmern oder etwas Selbstgestaltetes beizutragen. Andere Eltern können das Grab jedoch, einfach aus Trauer heraus, nicht selbst gestalten. Hier gibt es dann immer noch die Möglichkeit des Friedhofgärtners (die Kosten sind auch nicht teuer).

22. Vorbereitungen &
Rechtliches

n diesem Kapitel bringe ich euch wichtige Angelegenheiten näher. Zum einen wären hier:

- Rechtliche Hintergründe für Bestattungen
- Rechtliches in Bezugnahme auf Kindergeld und Elterngeld
- Vorbereitung in der Schwangerschaft
- Vorbereitung für die Zeit vor der Geburt
- Vorbereitung für die Zeit nach der Geburt
- Vorbereitung auf die Zeit nach der Beerdigung

Viele mögen nun denken, dass dies Irrsinn ist und man sich nicht auf den Tod seines Kindes vorbereiten sollte, doch ich persönlich und Mütter, mit denen ich im Gespräch war, sowie Fachpersonal, raten dringend dazu, sich zu informieren und vieles schon vor dem Eintreten des Todes zu regeln.

Wichtige Fragen vor der Geburt:

Geschwisterkinder (siehe auch Kapitel 14)

Es hat sich bewiesen, dass Geschwisterkinder, die die Schwangerschaft miterleben konnten oder wussten, dass die Mutter ein weiteres Kind erwartet, schon einen Bezug aufbauen. Natürlich ist dies auch abhängig von Schwangerschaftswoche und Einschätzung der Eltern.

Organisationen und Stiftungen, wie *dein Sternenkind*, *Hope's Angel*, *Handgemachtes e.V.* und *Regenbogeninitiative e.V.* raten oder beraten dazu, sich damit auseinanderzusetzen.

Sollte ich mein Kind ansehen?

Eine wichtige Frage, die für viele Frauen und Paare nicht

immer leicht ist. Im Forum und auch auf anderen Seiten bemerkte ich schnell, dass, wenn eine Mutter sich ihr Kind nicht ansah, dies sehr bereute. Ihr habt nur diese Möglichkeit. Ihr solltet euch auf keinen Fall fürchten, euer Kind anzusehen. Die besten Beispiele ergaben sich aus den Erfahrungsberichten. Jede Mutter liebte ihr Kind, ob schwer missgebildet, ohne Schädeldecke oder Verformungen... Ihr werdet euer Kind lieben.

Kühlung:

Es gibt verschiedene Möglichkeiten, wenn das Baby verstorben ist, dieses zu kühlen. Ebenso bietet *Hope's Angel* mehrere Möglichkeiten, sich Kühlungen zu leihen. Ebenso findet ihr auf der Seite von *Hope's Angel* Ausführungen, welche Möglichkeiten für euch bestehen:
-Wassermethode
-Mattenmethode
-Bestatter
-Krankenhaus
Sollte euer Kind im Krankenhaus verbleiben, bis der Bestatter dieses abholt oder euer Kind begraben wird, so solltet ihr hier auch noch einmal auf die Kühlung eingehen.

Wassermethode:

Bei der Wassermethode, die inzwischen etwas bekannter geworden ist, wird das verstorbene Kind in eine Schale mit kaltem Wasser gelegt. Dieses bewirkt zum einen die Kühlung und zum anderen werden Reste von Gewebe und/oder Blut gesäubert. Die Wassermethode kann auch bei sehr frühen Schwangerschaftswochen angewendet werden. Das Kind zieht sich hier in seine für sich natürliche Form des Fötus zurück, in Seitenlage.

Liste vor der Geburt:

- Sprecht mit eurem Partner darüber, welche Wünsche ihr habt, es ist alles erlaubt
- Ihr dürft in jeder Position entbinden, die ihr bevorzugt
- Es sind euch keine Grenzen gesetzt in Bezug auf die Methoden der Geburt. Ob klassisch im Bett oder in der Wanne, ihr entscheidet selbst
- Eine stille Geburt ist das Gleiche wie eine Lebendgeburt. Lasst euch nichts einreden und vermeidet unnötige Interventionen
- Wenn bei euch eingeleitet wird, auf Wunsch oder auch nicht, dann habt ihr auch ein Mitspracherecht der Medikamente
- (Welche) Schmerzmittel und ob überhaupt, sind euch überlassen

Während der Geburt:

Wenn ihr eurer Kind oder mehrere auf die Welt gebracht habt, dann rate ich wirklich jedem dazu, sein Baby anzuschauen. Auch Trauerbegleiter und die hier aufgeführten Vereine raten dazu.

Vielleicht könnt ihr es noch nicht auf den Arm nehmen, weil Berührungsängste eine große Rolle spielen, aufgrund der Schwangerschaftswoche oder des Aussehens. Doch lasst euch auf keinen Fall verunsichern mit den manchmal leider vorkommenden, unsensiblen Aussagen wie: „Es sieht schlimm aus", oder: „Tun Sie sich das nicht an".

Der Punkt ist der: Es ist euer Kind und ihr würdet es bereuen, euren kleinen Schatz nicht anzusehen.

Hierzu möchte ich gerne die Geschichte von Franzi (Kapitel 5) erwähnen. Sie hatte sich im Vorfeld so viele Gedanken zum Aussehen ihres Sohnes gemacht, doch am Ende war es ihr egal, wie Johann aussah. Sie wollte ihn einfach nur spüren und ansehen.

Man achtet gar nicht auf die Besonderheiten des Kindes, sondern ist einfach glücklich, dass sie oder er endlich da ist. Auch wenn alles mit dem Schmerz des Verlustes auf einer Schiene fährt, so seid ihr doch auch glücklich, dass ihr euer Kind endlich bei euch habt. Wenn ihr euer Kind dann anseht, erkennt ihr sogar schon in frühen Wochen, welche Merkmale vom Papa und welche von der Mama sind. Vielleicht stellt ihr auch selbst fest, dass sie oder er so nicht hätte leben können.

Schon im Vorfeld solltet ihr mit eurem Partner besprechen, wie alles nach der Geburt ablaufen soll, beispielsweise, ob die Hebamme im Zimmer bleiben oder lieber gehen soll, oder welche Wünsche ihr auch immer habt.

Bei Emilia blieb die Hebamme mit im Zimmer. Sie zeigte uns die verschiedenen Besonderheiten, legte Emilia schön hin und zeigte uns intensiv unser Kind. Uns tat es gut, dass sie dabei war.

Habt keine Angst vor den Besonderheiten. Sie machen euer Kind zu einem einzigartigen Menschen. Wir sind schon von Grund auf verschieden, auch unser Baby.

Sollte bei euch eine Ausschabung gemacht werden, dann besprecht mit eurem Partner, wie genau ihr das mit eurem Baby machen möchtet. Soll er auf euer Kind aufpassen, schafft er das? Möchtet ihr euer Baby in die Obhut einer Hebamme geben?

Ein wichtiger Punkt, den man auf jeden Fall ansprechen sollte, ist die Kühlung. Wie ihr schon lesen durftet, gibt es einige Fälle, in denen falsch gekühlt wurde. Besprecht auf jeden Fall mit dem Krankenhaus, welche Kühlung ihr bevorzugt. Hier empfehle ich super gerne die „Wassermethode". Wir haben eine wunderschöne Erfahrung damit machen können. Diese eignet sich bei allen Babys, die versterben, egal, in welcher Woche oder auch nach der Geburt.

Dafür braucht ihr nur ein passendes Gefäß und kaltes Wasser. Hier kann sich die Haut eures Kindes mit Wasser vollziehen, fast wie im Bauch der Mutter und trocknet nicht aus. Das Aussehen eures Kindes verändert sich somit ins Positive und man wird nach ein paar Stunden schon eine positive Veränderung sehen können.

Liste nach der Geburt:

- Seht euch euer Kind an
- Besprecht die Kühlung mit den Hebammen oder Ärzten; Überlegung der Anwendung der Wassermethode
- Ihr habt das Recht, euer Kind mit nach Hause zu nehmen (egal in welcher Woche und auch bei über 500 Gramm)
- Sprecht miteinander, wie ihr die Zeit nach der Geburt gestalten möchtet
- Wenn ihr wünscht: Ruft oder schreibt euer Partner dem oder der Sternenfotograf/in an oder möchtet ihr das selbst machen? (Auch die Hebammen können dies machen, bittet sie darum)
- Möchtet ihr euer Baby waschen und anziehen, dann tut das

Zuhause und Bestattung:

Kühlung ist wichtig, wenn du dein Sternenkind mit nach Hause nehmen möchtest. Von *Hope's Angel* gibt es schöne Angebote. Hier könnt ihr euch einen sogenannten CuddleCot ausleihen.

Aufbahrung zu Hause - Hope's Angel (Hope's Angel.com)

Bestattungen und Lösungen für Familien mit wenig Geld

Kindergeld und Elterngeld

Vielleicht sagen nun viele: Wie kann man nur an Geld denken, wenn man gerade sein Kind verloren hat?

Doch es gibt viele Eltern und Paare, die auf dieses Geld angewiesen sind. Ebenso stehen die Fragen: *Wie lange habe ich Mutterschutz? Und: Was bekomme ich an Zuschüssen und was steht mir zu?* im Raum.

Kindergeld:
§5 Bundeskindergeldgesetz:
Kindergeld wird vom Beginn des Monats, in dem die Anspruchsvoraussetzungen eintreten, bis zum Ende des Monats, in dem die Anspruchsvoraussetzungen entfallen, gezahlt.

Dies bedeutet: Man erhält für jeden Monat, in dem das Kind mindestens einen Tag gelebt hat, den gesamten Monatsbeitrag.

Jedes Kind, welches lebend geboren wurde, erhält automatisch eine Steueridentifikationsnummer. Das Krankenhaus meldet die Geburt des Kindes an die Geburtenstelle. Diese fordert dann bei der Steuerbehörde eine Identifikationsnummer an. Auch wenn das Kind zehn Minuten lebte, erhält es Kindergeld. Vereinfacht ausgedrückt: Wenn ein Kind nur eine Minute lebte, so erhält die Mutter oder der Vater ein Monat lag Kindergeld.

Wenn das Kind zwei Monate lebte und dann verstirbt, erhält man 2 Monate lang Kindergeld. Dieses kann man bei der Kindergeldstelle beantragen. Unterlagen vom Kind, die man dazu benötigt, sind:

- Geburtsurkunde
- Sterbeurkunde

Elterngeld:
Elterngeld erhält der oder diejenige, insofern, dass das Kind in der Elternzeit, also nach Geburt, starb. Die Elternzeit endet drei Wochen nach dem Tod des Kindes.

Dies gilt auch, wenn das Kind kurz nach der Geburt verstirbt.

Hier sollte man jedoch beachten, dass man den Antrag auf Elterngeld schon in der Schwangerschaft stellt, da sonst der Anspruch auf Elterngeld verfallen könnte.

Elterngeld können nur Elternteile beziehen, die für mindestens zwei Monate Elterngeld beziehen können. Der Anspruch besteht pro Lebensmonat des Kindes.

Somit haben Eltern, deren Kind weniger als ein Monat lebt, keinen Anspruch auf Elterngeld.

Elternzeit & Elterngeld - Initiative Regenbogen "Glücklose Schwangerschaft" (initiative-regenbogen.de)

Bestattungsrecht
Bestattungsrecht ist Ländersache. Dies bedeutet, dass in den verschiedenen Bundesländern unterschiedliche Regelungen gelten. Dabei zu beachten ist, dass zunächst das Bestattungsrecht des Landes gilt, in dem das Kind verstorben ist.

Beispiel:
Familie A kommt aus Sachsen. Das Kind wird jedoch in Baden-Württemberg geboren. Das Gesetz für die Bestattung liegt hier also in Baden-Württemberg.

Bei Bedarf können auch Bestatter Auskunft darüber erteilen. Diese wohnen oder arbeiten dann im jeweiligen Bundesland und kennen die Gesetzestexte zu Bestattungen.

Eines ist jedoch in jedem Bundesland gleich:

Lebendgeborene Kinder MÜSSEN in JEDEM Bundesland bestattet werden. Fehl- und Totgeburten *dürfen* in fast jedem Bundesland, unabhängig von ihrem Geburtsgewicht, beigesetzt werden. Dies gilt jedoch nicht in Bremen, denn hier darf man sein Kind erst ab der 12. Schwangerschaftswoche beisetzen lassen. Ebenso muss abhängig vom Geburtsgewicht eine Beisetzung stattfinden.

In vielen Bundesländern herrscht die Bestattungswagen-pflicht, dies bedeutet, dass das Kind, welches im Kranken-haus verstorben ist, von einem Bestattungswagen abgeholt werden muss. Hier gibt es jedoch eine Lücke, denn man kann sich das Kind vom Bestatter nach Hause bringen lassen und muss dieses nicht bei ihm verwahren lassen. Das hängt jedoch auch meistens von den Bestattern ab.

Die Bestattung von Tot- bzw. Fehlgeburten (aeternitas.de)

Bestattungsgesetze - Initiative Regenbogen "Glücklose Schwangerschaft" (initiative-regenbogen.de)

§ 30 BestattG - Bestattungspflicht - dejure.org

# 23.	Verarbeitung der Trauer

Kann man den Tod seines Kindes eigentlich verarbeiten?

Eine für mich immer wiederkehrende Frage, da auch ich am Anfang nicht verstehen konnte, WIESO dies alles geschah.

Eltern stellen sich nach der Diagnose viele Fragen. Wie geht man nun mit der Trauer um? Als Eltern ist dies eine sehr schwierige Zeit. Es ist nicht nur der Tod des Kindes, sondern es sind auch die Umstände. Ich bin ehrlich. Ich habe mich schon in der Schwangerschaft mit Emilia mit der Verarbeitung beschäftigt. Wir wussten, dass Emilia sterben würde und somit hatte ich Zeit, mich darauf „vorzubereiten". Als betroffene Eltern mag man sich nun denken: *Wie soll ich mich denn auf den Tod meines Kindes vorbereiten können?*

Das ist eine gute Frage. Man kann es auch nicht ganz „Vorbereitung" nennen. Es ist eher ein „Anfreunden" mit dem kommenden Tod. Auch ich und viele Eltern aus diesem Buch haben sich mit der Frage: *Wie bereite ich oder verarbeite den Tod meines Kindes?* beschäftigt. Wir sind zu einem sehr interessanten Schluss gekommen.

1) Eltern, die eine lebensbegrenzende Diagnose ihres Babys bekommen, haben mehr Zeit, sich damit auseinanderzusetzen, dass ihr Kind keine Zukunft haben wird.

Wie gehe ich damit um?

Wieso, weshalb, warum unser Kind? sind Fragen, die euch niemand beantworten wird. Keiner kann sagen, wieso genau euer Kind krank ist oder nicht leben *darf.*

Ich habe bewusst geschrieben *darf,* denn leidende Eltern empfinden dies als solches. Für betroffene Eltern ist das Todesurteil ihres Kindes wie ein Pfeil, der auf sie zeigt und sagt: Dein Kind wird sterben.

Es ist wie ein Urteil, das die Eltern trifft und nicht abgewendet werden kann.

Ich habe oft damit gehadert, zu akzeptieren, dass meine Tochter sterben muss und ehrlich gesagt: Ich habe es lieber anderen Müttern gewünscht. Nicht, weil ich es ihnen nicht gönnen würde, sondern weil ich es abgrundtief nicht verstanden habe, wieso ausgerechnet mein Kind sterben muss oder nicht lebendgeboren werden darf.

Dies sind jedoch Gedanken, die viele Eltern haben und man sollte sich dessen nicht schämen. In der Zwischenzeit denke ich diese „bösen" Gedanken nicht mehr, denn ich habe einen Weg gefunden, der für mich ein erträglicher scheint.

Auch, wenn meine Tochter nicht mehr leben darf und auch Franzi ihren Johann niemals wieder in den Arm nehmen kann, so haben uns unsere Kinder doch etwas hinterlassen, dass wertvoller ist als alle traurigen Gedanken dieser Welt:

Unsere Kinder haben uns die Gewissheit geschenkt, dass sie da waren. Egal, ob wir sie lebend in den Armen halten durften, oder vielleicht nicht einmal spüren konnten, so wussten wir doch alle, dass unsere Kinder da waren.

Für mich war dies einer der Hauptgedanken, der mich immer noch, jeden Tag aufs Neue, glücklich macht. Ich bin der Meinung, dass Emilia nicht umsonst zu mir kam und mir ihre Gegenwart schenkte, auch, wenn es „nur" ein paar Monate waren. Durch sie habe ich unglaublich viel bewegen können, habe tolle Menschen kennengelernt und Mütter, die denselben Weg gingen wie ich.

Die Verarbeitung oder „Vorbereitung" auf den Tod von einem Sternenkind ist nicht einfach. Ihr lebt als Eltern jeden Tag in dem Gedanken: *Heute kann es soweit sein, heute könnte das Herz aufhören zu schlagen.* Wenn man sich als Eltern gegen den Weg des Weitertragens entschieden hat, so weiß man doch: *Morgen ist es soweit. Morgen wird eingeleitet und ich werde mein Kind (wenn man es möchte) in den Armen halten und, ob tot oder lebendig, kennenlernen.*

Dies sind Gedanken, die sich werdende Eltern bei einer lebensbegrenzenden Diagnose immer wieder verinnerlichen.

2) Eltern, die während eines Kontrolltermins oder dergleichen erfahren, dass ihr Kind nicht mehr lebt, haben keine Zeit, sich darauf vorzubereiten. Natürlich gibt es immer wieder Frauen, die spüren, dass ihr Kind nicht mehr lebt, doch das Wissen, wenn der Arzt den Gedanken bestätigt, ist enorm. Das Gefühl kann keiner erklären und auch bei Paaren, die eine lebensbegrenzende Diagnose bekamen, ist das Gefühl kein anderes.

Der Schmerz, der sich einem in die Brust bohrt und wie ein Pfeil darin stecken bleibt und immer wieder darin ruckelt, zeigt einfach nur, wie sehr ihr euer Kind geliebt habt.

Was nun?

Eltern, die nicht damit gerechnet haben, oder auch diejenigen, die eine Vermutung hegten, gehen anders damit um als Eltern, die sich darauf vorbereiten konnten. Auf jeden Fall ist der Schmerz der gleiche, doch die einen trifft es unerwartet, die anderen wussten, dass der Tag kommt.

Ich ziehe hier keine Unterschiede, denn Schmerz bleibt Schmerz.

Wie gehe ich nun damit um?

Es ist von Mensch zu Mensch unterschiedlich, wie man trauert. Zudem kommt hinzu, dass wir Menschen, egal welches Geschlecht, vom Charakter her alle unterschiedlich sind. Ich kann keinem von euch sagen, wie er damit umgehen kann oder wie er sich verhalten soll.

Viele Männer sind eher schweigsam, wohin gegen Frauen viel weinen. Wichtig ist, dass man als Paar den Weg gemeinsam geht und sich während der Vorbereitung und der Trauerphase unterstützt. Man hat ein gemeinsames Kind, also sollte man den Weg auch gemeinsam gehen.

Sollte eine Frau keinen Partner haben, kann sie sich jederzeit an verschiedene Organisationen oder die Familie wenden. Alles, was der „Partner" tun könnte, kann ebenso eine gute Freundin oder die eigene Mutter.

Da ich keine Anleitung für Trauer schreiben kann und schon gar nicht eine Anleitung für euch als Menschen, und wie ihr mit dieser umgehen könnt, habe ich zwei Phasen erstellt. Gemeinsam mit den Müttern der Erfahrungsberichte haben wir einen „Plan" geschrieben, welche Ideen uns geholfen haben.

- **Vorbereitung**

Während der Vorbereitungsphase gibt es verschiedene Dinge, die euch helfen können. Zum einen gibt es immer die Möglichkeit, mit jemandem darüber zu reden. Sucht euch hierzu euren Partner, oder jemandem, von dem ihr wisst, dass er versucht, euch zu verstehen und redet über den bevorstehenden Tod eures Kindes. Ebenso kann vielen Paaren oder Eltern eine Therapie bei einem Trauerbegleiter helfen. Hier sollte man sich jedoch akut melden und sich schnell einen Termin geben lassen.

Ebenso könnt ihr anfangen, zu planen: Sei es die Beerdigung, den Sarg zu bemalen, das Kinderzimmer auszuräumen, die Wohnung umzustellen. Letzteres hat einigen Frauen sehr geholfen. Viele mögen sich nun an die Stirn fassen und sagen: *Wieso sollte ich das Kinderzimmer ausräumen?* Aus den Augen, aus dem Sinne. Dieser Spruch soll nicht heißen, dass ihr euer Kind, vor allem, wenn es noch lebt, aus euren Gedanken verbannen sollt, sondern, dass der Schmerz, den ihr fühlt, ein immer wiederkehrender Schmerz ist. Das Kinderzimmer auszuräumen, oder umzuräumen oder dergleichen, hilft euch zu akzeptieren, dass es so ist, wie es ist. Man kann es nicht mehr ändern und vielleicht kann man eurem Kind nicht mehr helfen, doch euer Kind hätte nicht gewollt, dass ihr die ganze Zeit weint.

Liste schreiben

Als ich wusste, dass ich Emilia die Welt nicht mehr zeigen kann, beschloss ich, eine Liste zu schreiben. Auf diese setzte ich alle Ziele, die ich unbedingt noch mit ihr gemeinsam erleben wollte.

Auf meiner Liste standen Punkte wie: rutschen, schwimmen gehen, reiten, Fahrrad fahren, malen, singen, tanzen.

All dies unternahm ich noch mit ihr, während sie in meinem Bauch war. Trotzdem kann ich sagen, dass wir es gemeinsam taten. Wir haben von allen Unternehmungen Fotos gemacht und diese sehe ich mir an, wenn ich traurig werde.

Spazieren gehen

Auch, wenn dies eine eher „einfache" Beschäftigung ist, so hat sie doch bei vielen ihre Wirkung gezeigt. Wenn man einfach nur läuft, konzentriert man sich nur auf sich und das Vorwärtslaufen. Euer Kind, weder in eurem Bauch noch nach seinem Tod, hätte nicht gewollt, dass ihr stehen bleibt.

Hier könnt ihr auch noch einmal abschalten, die Natur genießen und nur euch und das Baby fühlen. Für viele Mütter war es das Schönste, die Bewegung ihres Kindes ganz bewusst wahrzunehmen.

Ruhe und Reden

Gönnt euch Ruhe. Auch, wenn ihr euer Baby noch nicht fühlen könnt, so könnt ihr eure Hand auf den Bauch legen. Eure Kinder merken, dass ihr in Gedanken bei ihnen seid. Redet mit eurem Kind, erklärt ihm die Welt, wie ihr sie seht und wie sie für euch ist. Dies sind alles Dinge, die Erinnerungen schaffen und die euch niemand nehmen kann. Sammelt Momente, sammelt Liebe und sammelt Ruhe.

Ablenkung

Ablenkung kann vielen helfen, die Situation anzunehmen oder zu akzeptieren. Ihr müsst nicht feiern gehen, oder etwas machen, was man in der Schwangerschaft vielleicht nicht macht. Geht einfach mit Freunden aus dem Haus, spielt etwas gemeinsam, vertreibt die trüben Gedanken und lasst die positiven einziehen. Das mag vielleicht bescheuert klingen, doch ich habe ein paar positive Gedanken aufgeschrieben:

- o Es hat einen Sinn, dass mein Kind da ist/war
- o Es hat einen Grund, auch wenn ich ihn noch nicht verstehe
- o Mein Kind ist da und das ist wichtig
- o Mein Kind wird für immer da sein, auch wenn es gestorben ist

Es ist wichtig, dass ihr positive Gedanken sammelt. Nicht, weil ihr die Trauer unterdrücken sollt/wollt, sondern, weil dein Kind nicht wollen würde, dass du die ganze Zeit über traurig bist.

- • **Verarbeitung**

Briefe

Eine sehr liebe Freundin, die auch ihren Sohn verlor, sagte mir eines Abends, als ich nur noch weinte: „Schreib deiner Tochter doch einen Brief, nehme ihn mit zum Friedhof und verbrenne ihn." Zuerst dachte ich mir: „Das kann ich doch nicht tun", dann dachte ich jedoch darüber nach und merkte, dass es eine gute Idee zu sein schien, Emilia ein paar Worte zu schicken. Mir ging es danach tatsächlich besser. Selbst, wenn ihr euer Kind nicht begraben konntet, so habt ihr doch die Möglichkeit, einen Brief in den Himmel zu schicken.

Grabpflege
Auch die Grabpflege kann einen lernen, zu trauern. Man tut etwas für sein Kind.

Sich Menschen suchen, die für einen da sind und einen einfach in den Arm nehmen
Eine Umarmung kann einem manchmal mehr helfen als tausend Worte. Lasst euch helfen, lasst euch betüdeln und wenn ihr das nicht braucht, dann sagt auf jeden Fall den Menschen, denen ihr wichtig seid, was ihr genau jetzt braucht. Wenn ihr nicht wisst, wie man euch helfen kann, lasst euch einfach in den Arm nehmen.

Weinen
Einfach loslassen und weinen. Das hört sich einfacher an, als es wirklich ist. Doch viele der Eltern bestätigten mir, dass es vielen schwerfiel, am Anfang zu weinen und zu trauern. Trauern für sich selbst kann man lernen.

Mir hat es sehr geholfen, einfach mal loszulassen und zu weinen.

Fotos
Wir haben von allen Unternehmungen oder Momenten Fotos gemacht. Sei es mein Lieblingsessen, welches ich mit ihr teilte oder der doch so kleine Bauch. Wir wollten uns an sie erinnern, wie an einen Menschen, der ein Leben lang Zeit hatte, sich in die Erinnerungen anderer Köpfe zu prägen.

Briefe
Da mein Sohn sehr gerne Briefe diktierte (er konnte damals noch nicht selbst schreiben), habe ich ihn direkt nach der Verkündung, dass Emilia sehr krank ist, gefragt, ob er ihr

nicht einen Brief schreiben möchte. Das hat ihm sehr gefallen und er diktierte. Er schrieb hinein, wer er ist und was er Emilia wünschte. Den Brief von Liem und auch einen von Luna legten wir Emilia in den Sarg, ihr könnt ihn jedoch auch verbrennen, so steigt der Brief in den Himmel auf. Auch nach dem Tod seiner Schwester schrieben wir ihr Briefe, so konnte er mitteilen, wie er sich fühlte und wie es ihm ging. Es hat ihm wirklich sehr geholfen.

Videos

Ich finde Videos, möglichst natürlich und nicht allzu gestellt, sehr wichtig. Es sind Momente, die euch niemand nehmen kann. Kleine Filme, die ihr euch ansehen könnt und eure Erinnerungen auffrischen.

Erinnerungskiste/Koffer

Wenn ihr schon Dinge für euer Kind gekauft habt, so habt ihr die Möglichkeit, diese in eine Kiste zu packen.
Wir haben Emilias Kiste randvoll mit Dingen gemacht, die wir ihr vor der Diagnose gekauft haben. Ebenso haben wir nach ihrem Tod alle Unterlagen, den Mutterpass etc. hineingepackt, um einen „Ort" zu schaffen, der uns ermöglicht, immer wieder auf ihre Sachen zuzugreifen.

Kleidung:

Wenn ihr nähen könnt, dann näht eurem Kind Kleidung, für die Zeit nach der Geburt. Diese könnt ihr eurem Kind dann anziehen. Es ist viel schöner, sein Kind in Kleidung oder zumindest einer kleinen Decke zu wissen, als seinem Kind nichts anziehen zu können. Hier verweise ich auch noch einmal auf *Handgemachtes e.V. & Hope's Angel.* Die beiden Organisationen bieten Care-Pakete für betroffene Eltern und/oder Frühchen an. Auf beiden Seiten gibt es ein Formular, welches ihr online ausfüllen könnt. Angeben müsst ihr hierbei euren Namen, eure Adresse und, wann euer Kind geboren wird, oder ob es schon geboren wurde.

Es gibt allerlei Möglichkeiten, sich an jemanden zu erinnern. In unserem Herzen wird unser Kind immer einen Platz haben und auch in unseren Gedanken wird es nie in Vergessenheit geraten. Doch Erinnerungen, die man sich ansehen kann, wenn man traurig ist oder sein Kind vermisst, sind ganz, ganz wichtig.

24.   Hilfe für Nicht-Betroffene

Viele Nicht-Betroffene stellen sich nun die Frage: „Was sage ich jemandem, der betroffen ist und vielleicht gerade sein Kind verloren hat?"

Manchmal ist es gar nicht wichtig zu sagen, dass es einem leid tut, oder, dass man versteht, wie sich der Trauernde fühlt. Oft hilft es, einfach nur da zu sein. Wenn man mit der betroffenen Person nicht in einem engen Kontakt steht, sondern diese vielleicht nur vom Kindergarten oder Sehen kennt, müsst ihr euch nicht genieren, sondern geht offen mit der Situation um.

Ich habe euch ein paar Sätze oder Gedanken dazu aufgeschrieben. Gegliedert wurden diese zum einen in: *Sätze, die Betroffene auf keinen Fall hören möchten*, *Sätze, die helfen können* und *Sätze für die Beerdigung*.

Sätze, die Betroffene nicht hören möchten:
Ist ja nicht schlimm, du kannst noch Kinder haben- Dies ist ein Satz, dessen sich die meisten Betroffenen durchaus bewusst sind, doch man kann das verlorene Kind nicht ersetzen, egal in welcher Woche Kinder gegangen sind.

Ich weiß, wie du dich fühlst- Wenn dies von jemandem kommt, der noch kein Kind verloren hat, dann kann er nicht, so hart sich das auch anhören mag, nachempfinden, wie sich eine Mutter oder ein Vater fühlen, die dies erleben müssen.

Ich verstehe deinen Schmerz- Bei dieser Aussage sollten Nicht-Betroffene darüber nachdenken, ob sie es wirklich verstehen oder nachvollziehen können. Wenn Nicht-Betroffene vielleicht eigene Kinder haben, dann kann man es versuchen zu verstehen, doch dies sollte man in so einem Satz auch ausdrücken. Bsp.: Ich kann versuchen deinen Schmerz zu verstehen, doch das ist schwierig.

Sätze, die den Betroffenen helfen:

Ich kann nicht nachempfinden, wie du dich fühlst, doch ich bin für dich da- Manchmal ist es einfach nur schön zu hören, dass man jemanden hat, der für einen da ist.

Ich kann dich vielleicht nicht verstehen und deinen Schmerz nicht nachempfinden, aber wenn du darüber reden möchtest, kannst du das, ich höre dir gerne zu- Damit zeigt ihr Empathie und löst im Gegenüber ein wertschätzendes Gefühl aus.

Leider weiß ich nicht, was ich sagen soll- Diesen Satz finde ich sehr wichtig, denn so äußert ihr, dass ihr zwar etwas denkt oder fühlt, aber nicht wisst, was ihr sagen sollt. Dies kann vielen Betroffenen schon deutlich machen, dass ihr darüber nicht reden könnt.

Sätze für die Beerdigung:

Ich werde deinen Schmerz nicht nachempfinden können, doch es tut mir wirklich sehr leid – Mit diesem Satz drückt ihr euer Beileid aus und gebt doch offen zu, dass ihr den Schmerz nicht versteht. Dies ist für Betroffene ein sehr wichtiger Punkt.

Wenn du reden möchtest, ich bin jederzeit für dich da – Viele Eltern oder Mütter sprechen zur Anfangszeit viel über ihr Kind und brauchen lediglich einen Zuhörer oder eine kleine Umarmung.

Wenn du etwas brauchst, scheue dich nicht, dich zu melden. – Praktische Hilfe anzubieten ist so wichtig! Ihr seid damit eine enorme Entlastung für die Betroffenen.

Wie verhalte ich mich als Arzt?

Wir Betroffene wünschen uns, dass ein Arzt ehrlich ist. Dass auch er zeigt, dass es ihn trifft. Er muss nicht gleich auf den Boden fallen und anfangen zu weinen, doch die Wortwahl mancher Ärzte ist wirklich „unter aller Sau".

Ebenso ist es wichtig, dass sich Hebammen bei der Geburt ruhig verhalten. Hektisches Herumrennen oder Anspornen ist hier eher kontraproduktiv.

Sollte das Kind schon verstorben geboren werden, so legt es in die Fötus-Stellung. Keiner von euch legt sich hin wie ein Seestern. Das sieht zum einen nicht „schön" aus und zum anderen erleichtert die Fötus-Haltung vielen Eltern den Anblick auf ihr Kind.

Familie und Freunde:

Lasst euch von der betroffenen Person ruhig erklären oder sagen, wie sie sich fühlt. Fragt am besten einfach nach, wie ihr helfen könnt oder was ihr bieten dürft. Eine Umarmung reicht manchmal völlig.

25.   Regenbogenbabys

Zuletzt möchte ich euch vielleicht ein wenig Hoffnung, ein wenig Liebe und Glück mit auf den weiteren Weg geben.

Eine lebensbegrenzende Diagnose muss niemals heißen, dass man keine gesunden Kinder auf die Welt bringen kann – oder gar keine Kinder bekommen kann.

Viele Besonderheiten, bei Babys geschehen nicht auf der Gene der Eltern, sondern sind, um es aus den Augen meines Professors zu sehen: „Unfälle der Natur."

Unter einem Regenbogenbaby verstehen vielleicht nun einige von euch nicht viel, doch die Mütter, die eines bekamen, wissen, wovon ich spreche.

Ein Regenbogen ist ein Wunder der Natur, viele erklären es auch als atmosphärisches-optisches Phänomen. Er tritt meist nach einem Schauer auf, oder indessen.

Ein Regenbogenbaby ist für die Eltern ein kleines Wunder, welches nach einem Sternenkind geboren wird. Unsere Sternenkinder sind das herzzerreißendste, schmerzvollste, welches uns – einem Paar, einer Familie, einer Mutter, einem Vater – passieren kann.

Wenn sich nun ein Paar dazu entschließt, den erneuten Versuch zu wagen, ein Kind zu bekommen, nennt man das daraufhin geborene Kind: Regenbogenbaby.

Vielen schenkt der Regenbogen auch neue Hoffnung und das machen viele dieser Kinder auch.

Doch wie ist der Verlauf der Schwangerschaft bei einem Regenbogenbaby? Bleibt er gleich, wie bei der vorherigen, oder verändert das geliebte Sternenkind auch diese?

Ich habe viele Antworten auf diese Fragen zusammengetragen, denn auch hier gibt es etliche Unterschiede.

Zum einen ist eine Schwangerschaft für eine werdende Mutter immer eine Belastung, ob körperlich oder psychisch ist von Frau zu Frau unterschiedlich.

Doch eine Schwangerschaft, nach dem Tod des eigenen Babys im- oder außerhalb des Bauches, ist eine Herausforderung für die Psyche. Egal wie das Sternenkind von uns ging, es bleibt in unseren Erinnerungen haften.

Eine Studie hat tatsächlich ergeben, wenn eine Mutter innerhalb eines Jahres erneut schwanger wird (▷ Schwangerschaft kurz nach Totgeburt sicher: Studie (pflegeboard.ch)), kann sie auch den Tod des verstorbenen Kindes besser verarbeiten.

Viele Unwissende würden nun den Müttern unterstellen, dass dies ja eine Art Ersatz für das verstorbene Kind darstellt. Dem ist nicht so. Die Freude und Hoffnung über ein neues Wunder des Lebens legt bei manchen verwaisten Müttern die Trauer auf eine Ebene, in der sie erträglich ist.

Doch wie geht es der verwaisten Mutter in den kommenden neun Monaten?

Vieles hängt auch mit den Diagnosen der verstorbenen Kinder zusammen. Eine Mutter, deren Kind gesund war und bei dem es keinen Anschein dazu gab, dass dem Kind etwas passieren könnte, braucht eine längere Zeit, bis über die Geburt hinaus, um mit ihrer Angst eines plötzlichen Todes zurecht zu kommen.

Kennt ihr noch mein Kapitel *Frau Tod*? Hier erwähnte ich, dass wenn man Frau Tod einmal kennenlernte, sie nicht mehr vergisst? Jede Mutter, die ihr Baby gehen lassen musste, weiß: Dies kann jederzeit passieren.

Beispiele:

Franzi: Nach dem Tod von Johann erwartete ich erneut ein Baby. Es war geplant und doch ließ mich die Angst nicht los. Johanns Diagnose lautete: Anenzephalie. Auch wenn alle

Untersuchungen laut der Ärzte völlig in Ordnung waren, so hatte ich dennoch eine Angst im Hinterkopf, die sich sehr schlecht beschreiben lässt.

Viviane: Ich hatte das Glück, 2022 erfahren zu dürfen, dass ich erneut schwanger war. Die ersten 12 Wochen ignorierte ich dies beinahe. Danach war es, als würde mir ständig der Tod über die Schulter schauen und auf meinen Babybauch starren, um sich mein Kind zu holen. Dies kam daher, dass ich wusste, dass die ersten 12 Wochen nichts zu bedeuten hatten. Mein Partner sagte immer wieder, ich solle mir keine Sorgen machen und dass mit diesem Baby alles in Ordnung wäre. Auch meine Frauenärztin, aus einer sehr renommierten Facharztpraxis, konnte mir meine Angst nur teilweise nehmen. Sie schenkte mir sogar eine pränatal-medizinische Frühuntersuchung der Organe, damit ich mich psychisch etwas beruhigen könne. Der Tod war trotzdem immer da und ging auch nicht. Selbst, als alle Untersuchungen zeigten, dass unser Kind gesund war, so war da diese Angst, dass jederzeit etwas passieren konnte.

Als Fazit kann man sagen, dass einem ein Regenbogenbaby Hoffnung und erneute, unendliche Liebe schenkt, doch die Angst ist ein ständiger Begleiter, denn man als verwaiste Mutter jeden Tag an seiner Seite hat.

26. Anlaufstellen

weitertragen e.V.

Das **Forum**, welches mir durch den Austausch von ebenfalls Betroffenen sehr half:
www.weitertragen-forum.net

Die Homepage des Forums:
www.weitertragen-verein.net
Ebenfalls ist **weitertragen e.V.** bei Facebook und Instagram vertreten:
www.weitertragen-verein@t-online.de

Steffanie Dindaß
Handgemachtes e.V.

Herzlich Wilkommen - Handgemachtes für Sternenkinder und Frühchen e.V. (sternenkinder-fruehchen.de)

Martin Gugler
Trauerbegleiter, Trauersänger

Trauertage.de | Trauerbegleiter

Kai Gebel
Dein Sternenkind

DEIN-STERNENKIND STIFTUNG -Sternenkindfotografie

Hope's Angel

Hope's Angel - Hope's Angel (Hope's Angel.com)

Regenbogeninitiative e.V.

Startseite - Initiative Regenbogen "Glücklose Schwangerschaft" (initiative-regenbo-
gen.de)

Jens Petershagen
Öffentlichkeitsarbeit

Stiftungen:

Bei *Dein Sternenkind* erhielt ich die wundervollen Fotos, die ich bis heute jeden Tag ansehe. Die Menschen, die dort ehrenamtlich arbeiten, sind liebevolle und supernette Menschen. Hier werden ausschließlich Sternenkinder foto-grafiert, egal in welchem Alter.

Dein Sternenkind ist Preisträger des „deutschen Engan-gementpreises 2017".

Link: www.*dein Sternenkind*.eu

Notfallnummer Fotos: +49 6257 918 500 9

Sie kommen zu dir in die Klinik, oder zu dir nach Hause.

27. Anhang

ch möchte euch gerne noch ein paar Bilder vorstellen. *Dein Sternenkind* hat einiges geleistet und ich bin, wie schon erwähnt, so unendlich dankbar für diese Bilder.

Jens Petershagen stellte mir ein Bild von **Silvana** zur Verfügung. Es war eines der ersten Bilder von *dein Sternenkind* und Jens und seine Familie sind froh, so unglaublich viele Fotos von Silvana zu besitzen.

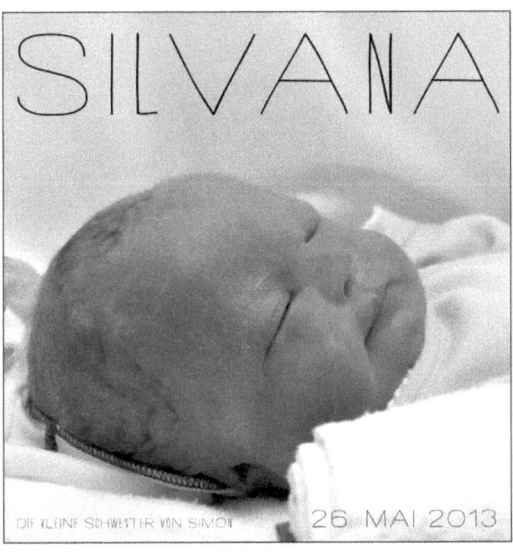

(Silvana, geboren am 26.05.2013)

Die Kinder legten Blüten zu Emilia ins Wasser und so entstand eines der ersten Fotos:

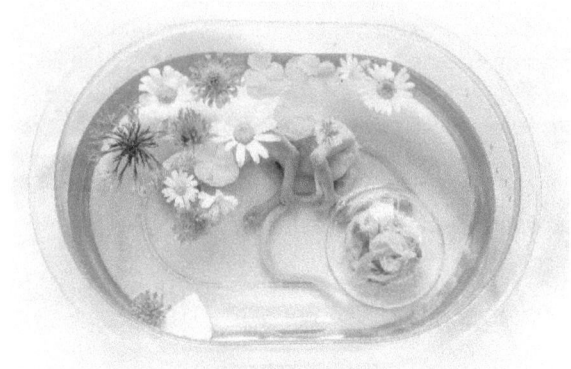

Dies ist eines meiner absoluten Lieblingsbilder:

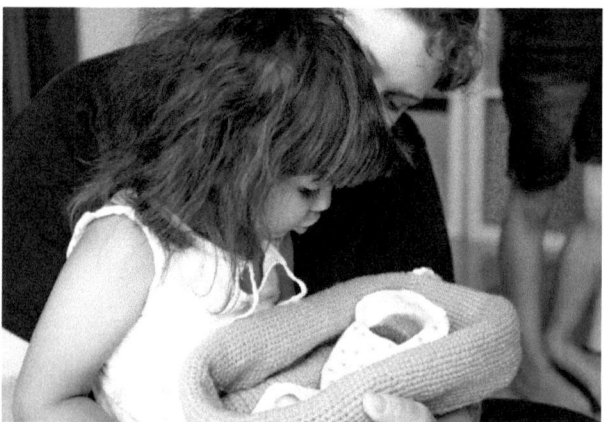

Beide Kinder und auch die Verwandten von meinem damaligen Partner, hielten Emilia in einem kleinen Körbchen, welches Patricia mitbrachte.

Hier kann man erkennen, wie ich einen Brief von Emilia an ihre Geschwister vorlese:

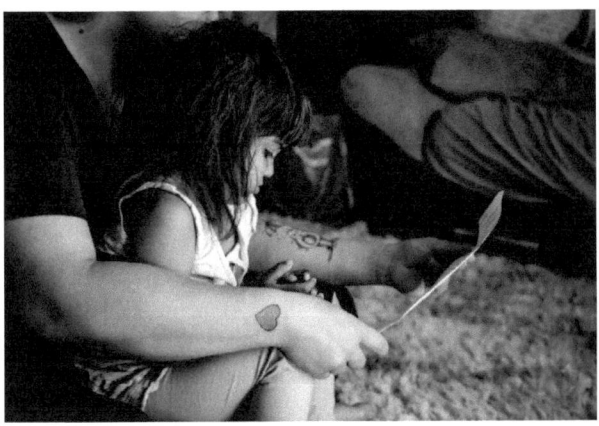

Luna zeigte so viel Liebe und Verständnis für Emilia und ihre Krankheit. So viel Liebe kann man nicht in Worte fassen, denn es ist die Liebe einer großen Schwester.

Kai Gebel stellte mir einen Link zur Verfügung. Es war eines des emotionalsten Videos, die er zu Beginn mit **dein Sternenkind** machte. Die Geschichte, der Zwillinge, Liam und Luis.

https://vimeo.com/user93222273/review/517802196/12b35e82bd

(Liam und Luis)

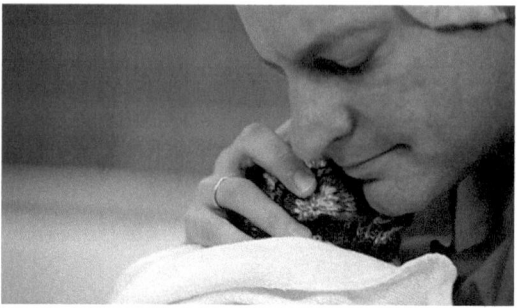

Danksagung

Ich weiß noch gar nicht, wo ich anfangen soll. Dieses Buch hat mich so viel Herzblut gekostet. So viele Tränen wurden vergossen, der Liebe wegen. Es gibt so viele Menschen in und außerhalb dieses Buches, bei denen ich mich nun im Nachhinein trotz der vielen persönlichen Danksagungen, noch einmal bedanken möchte. Ich habe mir sogar eine Liste geschrieben, damit ich niemanden vergesse.

Bei allen Organisationen, Vereinen, Stiftungen und Personen möchte ich mich mit allen mir verfügbaren Wörtern bedanken. Ihr bewegt die Welt und auch mich habt ihr in euren Bann gezogen. So viele Menschen können auf eure Hilfe bauen und vertrauen, das ist unglaublich.

dein Sternenkind, Hope's Angel, Handgemachtes e.V., Regenbogeninitiative e.V. weitertragen e.V. Danke, dass es euch gibt.

Es war so eine lange und doch kurze Reise zum Endergebnis dieses Buches. *Die gemeinsame Reise zu den Sternen.* Ich habe sie sehr genossen. Mich haben alle Menschen in diesem Buch so berührt und mitgenommen und auch die Hilfe von außen möchte ich auf keinen Fall vergessen.

Hier wären zum einen meine immer zur Seite stehende Lektorin *Karolina Schucht* und meine Buchcoverdesignerin *Miriam Fust* zu erwähnen. Ihr seid beide so Klasse!

Karolina Schucht, du hast meine ewigen Fragen immer wieder aufs Neue beantwortet und mich nicht hängen lassen, selbst als du viel Arbeit hattest und der Stress drohte, dich zu verschlingen; du standest mir zur Seite. *Miriam Fust,* du hast mir meinen Wunsch vom Traumcover erfüllt. Ohne dich wäre mein Entwurf ein Entwurf geblieben und dieses Buch wird nun in einem Kinderregal bei den Büchern liegen. Danke, an euch beide.

Auch euch, *Jens Petershagen und Martin Gugler,* möchte ich einen ganz großen Dank aussprechen. Ihr leistet klasse Arbeit und ich bin stolz, dass ich solche Menschen kennen darf. Vor allem **Martin Gugler**, du hast dir so oft Zeit genommen und mir bei etlichen Fragen geholfen, ohne die die meisten Kapitel gar nicht zu Ende gegangen wären.

Liebes **Kastanchen,** auch dir danke ich unbekannterweise für dein Mitgefühl, deine Geschichte und deine persönliche Haltung mir gegenüber, ich hoffe du weißt, was ich meine. Danke.

Jetzt kommen wir zu meinen drei letzten, doch sehr wichtigen Personen.

Liebe **Patricia,** ehrlich gesagt fehlen mir die Worte für so viel Dankbarkeit, die ich dir entgegenbringen möchte. Du bist einfach nur der Wahnsinn. Besser kann ich es leider nicht ausdrücken. Danke, dass es Menschen wie dich auf dieser doch so einseitigen Welt gibt und du so offen gegenüber der Wahrheit und der Gerechtigkeit bist. Du hast dir meinen gesamten Respekt verdient und würde ich dir eine Krone aufsetzen können, so würde ich das machen. Danke.

Fast zum Schluss wäre hier noch meine liebe Franzi. Du hast so viel beigetragen zu diesem Buch. Nicht nur deine und Johanns Geschichte, sondern auch seelisch, mir gegenüber. Ohne dich wäre ich niemals auf **dein Sternenkind** oder **Hope's Angel** gekommen. Du hast mich vor und nach Emilias Geburt so unterstützt, vielleicht weißt du das gar nicht und doch möchte ich dir von ganzem Herzen danken. Durch dich bekommt diese Welt ein bisschen mehr Liebe und Demut vor dem Angesicht des Todes. Johann wird niemals vergessen werden.

Auch muss ich mich bei meiner besten Freundin bedanken, **Nati.** Ich weiß, du trägst dein eigenes Paket, doch du bist immer für mich da und eine wundervolle Freundin und Schwester. Ich habe dich lieb.

Ich habe bei so vielen Kapiteln weinen müssen und bin so dankbar, dass so viele ihre Geschichte mit mir teilten und diese für die Öffentlichkeit freigaben. Das hat mich jedes Mal weiterschreiben lassen und mir neue Kraft gegeben.

Wie immer bedanke ich mich bei meiner Muse, Tobias Kanev und meinen fünf Kindern, ich liebe euch, zum Mond, zu den Sternen und wieder zurück. Danke, dass es euch gibt.

Die Reise endet nie

Wir neigen uns dem Ende zu,
doch wir werden niemals ruhn.
Wir Eltern mit unseren Schmerzen,
werden kämpfen für unsere (Sternenkinder-)Herzen.

Denn wir wollen nicht vergessen,
dass wir die Liebe zu unserem Stern niemals mes-
sen.
Auch wenn sie nicht mehr atmen,
so hat ihr Herz doch für uns geschlagen.

Am Himmel leuchten sie nun wieder als Sterne,
Für jedes Elternteil, ganz hell und in weiter Ferne.
Versteht ihr Unwissenden nun?
Wir Eltern könnten niemals ruhen.

Ihr sollt uns hören, nicht wegsehen,
denn jeder Mensch muss einmal gehen.
Der Tod ist nie der letzte Gang,
denn die Liebe hält danach noch an.

Ihr werdet auch einmal vermisst,
oder wollt ihr, dass man euch vergisst?
Ich bin ehrlich, hab keine Scheu,
wollt euch hiermit zeigen, wie sehr es mich ent-
täuscht,
dass keiner über unsere Sternchen spricht,
da ist kein „Wahren des Gesichts".

2500 sind es gezählte, geborene Sterne pro Jahr,
und das ist auch noch wirklich wahr.
Hört endlich auf zu schweigen,
seid nicht eigen.

Ist es denn so schwer, auch für Nicht-Betroffene und
Mediziner einmal Gefühle zu zeigen?
Denn auch unsere Sternchen können vermissen,
das solltet auch ihr Unwissenden endlich wissen.

Quellenverzeichnis

Seite 10 - Sternenkind – Wikipedia
Gesetzesauszüge für Schwangerschaftsabbrüche
§ 218 StGB - Einzelnorm (gesetze-im-internet.de)

Totgeburt und Rechtliches
Mutterschaftsgeld bei Totgeburt | Sozialwesen | Haufe

BGB
SGGB

Nach Kindstod - welche Rechte habe ich? - REHAkids

Schwangerschaftsabbrüche (Abtreibungen) in Deutschland
- Statistisches Bundesamt (destatis.de)

Schwangerschaftsabbrüche (Abtreibungen) in Deutschland
- Statistisches Bundesamt (destatis.de)

Bestattungsgesetz: Bestattungsrecht der Bundesländer
(bestatter.de)

Hydrops fetalis - Ursachen, Symptome & Behandlung |
MedLexi.de

Sternenkind – Wikipedia